INSTRUMENTE UND ARBEITSMATERIALIEN IN DER HNO-HEILKUNDE: UMGANG, REINIGUNG, DESINFEKTION, PFLEGE UND STERILISATION

Priv.-Doz. Dr. med. **Michael REISS**[1]
Dr. med. **Gilfe REISS**[2]

[1]Elblandkliniken Meißen · Radebeul GmbH & Co. KG, Standort Radebeul
Klinik und Poliklinik für Hals-Nasen-Ohrenheilkunde
Akademisches Lehrkrankenhaus der Technischen Universität Dresden

[2]Klinik und Poliklinik für Neurochirurgie, Universitätsklinikum Dresden

Instrumente und Arbeitsmaterialien in der HNO-Heilkunde: Umgang, Reinigung, Desinfektion, Pflege und Sterilisation

Priv.-Doz. Dr. med. **Michael REISS**[1]
Dr. med. **Gilfe REISS**[2]

[1] Elblandkliniken Meißen · Radebeul GmbH & Co. KG, Standort Radebeul, Akademisches Lehrkrankenhaus der Technischen Universität Dresden

[2] Universitätsklinikum Dresden, Klinik und Poliklinik für Neurochirurgie

Korrespondenzadresse:

PD Dr. med. **Michael REISS**
Klinik und Poliklinik für Hals-Nasen-Ohrenheilkunde
Heinrich Zille Str. 13, 01445 Radebeul
Telefon: +49 (0)351 833-3301
Telefax: +49 (0)351 833-3109
doreen.mueller@elblandkliniken.de (Sekretariat)
www.elblandkliniken.de

ISBN 978-3-89756-158-8, Printed in Germany
Postfach, D-78503 Tuttlingen
Telefon: +49 74 61/1 45 90
Telefax: +49 74 61/708-529
E-mail: Endopress@t-online.de

Neben Deutsch und Englisch ist diese Broschüre auch in weiteren Sprachen erhältlich. Ihre Anfragen und Bestellungen richten Sie bitte an die oben stehende Adresse des Verlages **Endo-Press™,** Tuttlingen.

Illustrationen:
Dr. med. Katja Dalkowski, Grasweg 42
D-91054 Buckenhof

Satzherstellung und Lithographie:
publishing:\etc GmbH, D-79111 Freiburg
Verlag Endo-Press™, D-78532 Tuttlingen

Druck:
Straub Druck+Medien AG
D-78713 Schramberg

01.08-1

Inhaltsverzeichnis

1. Einleitung

Die chirurgischen Instrumente, Motorensysteme und Optiken sind für das in der Hals-Nasen-Ohrenheilkunde tätige ärztliche Personal „Werkzeuge“ im wahrsten Sinne des Wortes, ohne die eine verantwortungsvolle Tätigkeit nicht denkbar wäre. Die Wartung, Reinigung und Aufbewahrung von Instrumenten und Optiken hat daher einen besonderen Stellenwert als Voraussetzung für eine ständige Einsatzbereitschaft und lange Lebensdauer der Arbeitsmittel.

Die moderne HNO-Chirurgie arbeitet unter aseptischen Bedingungen. Um dies zu erreichen bzw. zu erhalten sind wichtige Maßnahmen erforderlich. Grundkenntnisse über den Umgang mit Instrumenten und Hilfsmaterialien, die Aufbereitung sowie Grundkenntnisse über Werkstoffe und Hygiene sind notwendig. Mit Krankheitserregern kontaminierte Medizinprodukte können die Quelle von Infektionen beim Menschen sein. Die Anwendung von Medizinprodukten am Menschen setzt daher eine vorhergehende Aufbereitung voraus, an die definierte Anforderungen zu stellen sind. Diese ergeben sich aus den gesetzlichen Vorgaben, den bekannten Grenzen der zur Aufbereitung eingesetzten Verfahren und der Notwendigkeit eines Qualitätsmanagement.

Die Pflege, Reinigung und Sterilisation der HNO-ärztlichen und endoskopischen Instrumente, ist besonders wichtig, da sie bei unsachgemäßer Behandlung unbrauchbar werden können, kein steriles Arbeiten mehr möglich ist und auch unnötige Reparaturkosten entstehen. Das betrifft nicht nur die Arbeit im Operationssaal, sondern auch auf Station bzw. Ambulanz.

Die ordnungsgemäße Instrumentenaufbereitung besteht aus der Desinfektion, der Reinigung, der Pflege, der Funktionskontrolle, der sterilisationsgerechten Verpackung und Sterilisation. Einen besonderen Stellenwert haben hierbei die Angaben der Hersteller, die bei der Pflege und Lagerung immer beachtet werden müssen. Die Sterilisation ist kein Ersatzverfahren für die Reinigung. Daher wird zum Verständnis auch auf die Hygiene in der HNO-Heilkunde kurz eingegangen.

Die Anforderungen an eine sichere Instrumentenaufbereitung umfassen im Einzelnen:

- **Schutz des Patienten** durch funktionsfähiges, unbeschädigtes Instrumentarium in der geforderten mikrobiologischen Qualität,
- **Schutz des Personals** vor Verletzungen und Infektionen,
- **Werterhaltung des Instrumentariums**
- **Schonung der Umwelt** durch geringeren Chemikalienverbrauch und ökonomischen Energieeinsatz

Die große Anzahl von Instrumenten, Arbeitsmitteln und Geräten in der HNO-Heilkunde macht es im Rahmen dieser Broschüre unmöglich, alle detailliert aufzuführen.

Daher wurden nur diejenigen berücksichtigt, die besonders wichtig bzw. absolut unentbehrlich sind.

Inhaltliche Überschneidungen bzw. Wiederholungen in den verschiedenen Abschnitten sollen die Probleme verdeutlichen bzw. das Wissen vertiefen und sind damit beabsichtigt.

2. Hygiene in der HNO-Heilkunde

Die Tätigkeit des Pflegepersonals und der HNO-Ärzte birgt viele Infektionsrisiken. Dafür gibt es viele entsprechende Ursachen. Dazu zählen das Freisetzen potentiell infektiöser Aerosole, der häufige Schleimhaut- und Blutkontakt beim Umgang mit den Patienten, die Verwendung unterschiedlichster Instrumente oder die Problematik der wasserführenden Systeme in den Behandlungseinheiten. Im Mittelpunkt der krankenhaushygienischen Anstrengungen steht die Verhütung von Infektionen beim Patienten, Pflegepersonal oder Arzt. Trotz aller Bemühungen sind Infektionen nicht vermeidbar. Nosokomiale, d. h. im Krankenhaus erworbene Infektionen sind auch in der HNO nicht so selten, weshalb bestimmte hygienische Regeln und Maßnahmen, die der primären Prävention dienen, zu beachten und durchzuführen sind.

Als Grundlage für hygienegerechtes Verhalten können die Zehn Regeln für die Hygiene in der Praxis gelten:

- Non-Kontamination,
- Händedesinfektion und Händewaschen,
- Hautdesinfektion,
- Berufs- und Schutzkleidung,
- arbeitsmedizinische Vorsorge,
- Instrumentenaufbereitung und -desinfektion,
- Flächenreinigung und -desinfektion,
- Abfallentsorgung,
- bauliche Anforderungen und das
- Vorhandensein eines Hygieneplans.

Die Händedesinfektion spielt eine besondere Rolle. Wie auch in anderen Fachgebieten ist sie vor und nach einem direkten Patientenkontakt als wichtigste Maßnahme zur Verhütung iatrogener Infektionen zu nennen. Das Waschen der Hände reicht nicht zur Abtötung pathogener Keime aus. Selbstverständlich ist, dass Schmuck und Armbanduhren nicht getragen werden.

Merke

Für das Pflegepersonal und Ärzte muss zu jeder Zeit die Einhaltung einer optimalen Händedesinfektion oberstes Gebot sein.

Auch die Aufbereitung von HNO-Untersuchungsinstrumentarium hat in den letzten Jahren einen erheblichen Wandel erfahren. Durch eine Sterilisation kann verhindert werden, dass von den Instrumenten eine Infektion ausgeht. Besondere Bedeutung hat das auch bei der Endoskopie.

2.1 Non-Kontamination

Das Problem der Non-Kontamination umfasst Handschuhe, Gesichtsschutz, Schutzbrille und Schutzkleidung.

Handschuhe

Bei allen Behandlungs- oder Pflegemaßnahmen, bei denen die Hände Kontakt zu Blut oder Speichel haben, sind Handschuhe zu tragen. Zwar bietet die Hand einen guten Schutz gegen das Eindringen von Krankheitserregern, jedoch treten immer wieder Mikroläsionen auf. Damit stellen die Hände eine Eintrittspforte für Infektionen dar.

Gesichtsschutz

Die Übertragung von Krankheitserregern über die Luft ist neben der Infektion über die Hände der wichtigste Infektionsmodus in der HNO. Durch die räumliche Nähe von Mund und Nase des Patienten ist das Infektionsrisiko beträchtlich erhöht. Zu den übertragenen Krankheiten gehören vor allem Influenza, Virusinfektionen der oberen Atemwege und Tuberkulose. In Zeiten einer Grippeepidemie oder bei offener Tuberkulose ist daher das Tragen einer Gesichtsmaske zu empfehlen, die den Mund- und Nasenbereich abdeckt.

Schutzbrille

Auch für das Auge besteht in der HNO-ärztlichen Praxis eine erhöhte Infektionsgefährdung. Normale Brillen können die Funktion eines Schutzes vor Infektion nur bedingt erfüllen. Eine Schutzbrille muss daher oben und seitlich geschlossen sein. Das betrifft nicht nur die Tätigkeit bei der Operation, sondern auch die Aufbereitung von Instrumenten bzw. Arbeitsmaterialien.

2.2 Abfallentsorgung

Die Entsorgung von Abfällen bereitet vielen medizinischen Einrichtungen erhebliche Probleme. Alle Abfälle, die nach Art oder Beschaffenheit besonders gesundheits- oder wassergefährdend sind, unterliegen besonderen Anforderungen zur schadlosen Beseitigung. Abfälle, die mit Blut oder Sekreten behaftet sind, gehören zur Kategorie der B-Abfälle. Infektiöse Abfälle bzw. C-Abfälle sind solche, die mit Erregern meldepflichtiger Infektionskrankheiten kontaminiert sind und durch die eine Verbreitung der Krankheit möglich ist. B-Abfälle werden dem Restmüll zugeführt, wobei Kanülen oder Skalpellklingen in festen Behältern (Kanülenschluckern) zwischengelagert werden müssen. Infektiöse Abfälle werden durch thermische Desinfektion vorbehandelt und dann dem Restmüll zugeführt oder durch Verbrennung entsorgt.

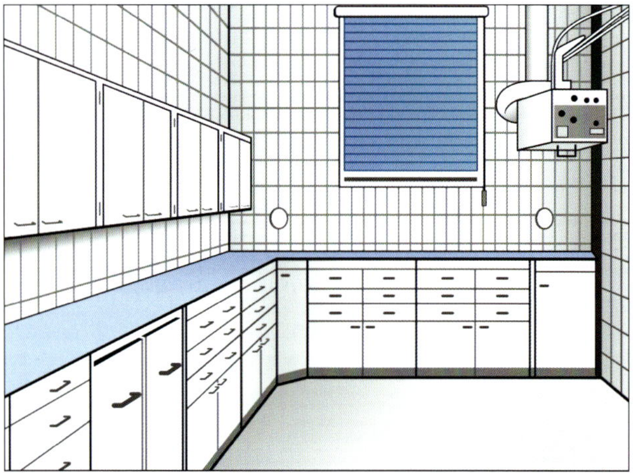

Abb. 1
HNO-Endoskopieraum

2.3 Technische Maßnahmen

Behandlungsräume

Die Oberfläche des Behandlungsmobiliars sollte so beschaffen sein, dass sie bei Bedarf desinfiziert werden kann. Das gilt vor allem für Behandlungs- und Untersuchungsstühle, aber auch für Räume, die zur Aufbereitung von Arbeitsmaterialien dienen. Der Fußboden muss ebenfalls flüssigkeitsdicht sein, so dass eine Nassreinigung möglich ist. Die Wände müssen zwar nicht gekachelt sein, jedoch sollte der Wandbelag desinfektionsmittelbeständig und wischfest sein. (**Abb. 1**) Waschplätze müssen in jedem Behandlungs- oder Untersuchungsraum sein, wobei sich die Waschbecken in erreichbarer Nähe zum Untersuchungsplatz befinden sollten. Für die Händetrocknung müssen Einmalhandtücher und für die Händedesinfektion bzw. -reinigung entsprechende Direktspender vorhanden sein.

Wasserversorgungssysteme

Das Wasser in Form von Spülflüssigkeiten, Befeuchter- und Verneblerwasser ist häufig durch Mikroorganismen kontaminiert. Leitungswasser ist nicht keimfrei und eine längere Standzeit kann zur Vermehrung von Keimen führen, die für abwehrgeschwächte Patienten eine erhebliche Gefährdung darstellen können. Außerdem spielt die Wassertemperatur und der Zustand der Wasserleitungen eine Rolle, weshalb das Wasser in Behandlungseinheiten oder in der Atemluftbefeuchtung regelmäßig bakteriologisch überprüft werden muss. Zur Entkeimung des Wassers stehen Filtration, anodische Oxidation oder Zugabe von Wasserstoffperoxid zur Verfügung. Vor der täglichen Benutzung sollten die Schläuche etwa 2 Minuten durchgespült werden. Bei Patienten mit erhöhtem Infektionsrisiko oder im Operationssaal sollte steriles Wasser zum Spülen oder Kühlen verwendet werden. Für die Instrumentenaufbereitung ist weiterhin vollentsalztes bzw. sogenanntes demineralisiertes Wasser notwendig.

2.4 Funktionelle Maßnahmen

2.4.1 Präoperative Maßnahmen

2.4.1.1 Maßnahmen bei Risikopatienten

Beim Umgang mit erkrankten Patienten besteht für das behandelnde Personal eine erhöhte Infektionsgefahr, was auch bei der Pflege und Aufbereitung von Instrumenten bzw. Arbeitsmaterialien beachtet werden sollte. Präoperativ sind in diesem Fall Maßnahmen zur Minderung des Infektionsrisikos zu ergreifen. Dies gilt insbesondere bei Trägern von Hepatitis-B-Virus und HBs-Antigen sowie HIV-Patienten. Des Weiteren ist die Problematik bei Creutzfeld-Jakob-Erkrankung zu beachten.

Hepatitis-B-Virus und HBs-Antigen

Handschuhe sollten vor allem dann getragen werden, wenn ein Kontakt mit Blut oder Speichel möglich ist. Schutzkittel werden empfohlen. Eine Isolierung der Patienten ist nicht erforderlich.

HIV bzw. AIDS

Zwar müssen die Patienten mit AIDS nicht isoliert werden, jedoch müssen vor allem bei einer Kontaminationsgefahr (Blut, Körperflüssigkeiten) Schutzkittel, Schutzbrille und Handschuhe getragen werden.

Creutzfeld-Jakob-Krankheit

Die seit vielen Jahren bekannte, aber sehr seltene Creutzfeldt-Jakob-Krankheit hat durch das Auftreten einer 1996 in England erstmals beschriebenen neuen Variante eine aktuelle gesundheitspolitische Bedeutung bekommen. Die Krankheit führt zu irreversiblen Schädigungen des zentralen Nervensystems. Auch in Deutschland muss mit dem Auftreten von Erkrankungsfällen der Creutzfeld-Jakob-Krankheit bzw. Prionen-assoziierter Erkrankungen gerechnet werden. Prionen konnten bereits vor einer zerebralen Manifestation in lymphatischem Gewebe (submuköses lymphatisches Gewebe im unteren Gastrointestinal- und oberen Aerodigestivtrakt bzw. Lymphknoten) nachgewiesen werden. Jedoch ist die Effektivität der Reinigung und Sterilisation chirurgischer Instrumente für die Adenotomie und die Tonsillektomie auch unter Beachtung der vom Robert-Koch-Institut erlassenen Empfehlungen möglicherweise nicht gewährleistet, so dass die Patientensicherheit nicht sicher gegeben ist. Daher gibt es entweder die Möglichkeit einer generellen Anwendung einer nachweislich wirksamen Dekontamination oder die generelle Verwendung von Einmalmaterialien bzw. -instrumenten für die Operationen am lymphatischen Gewebe. Letztere stellen besonders auf Wunsch des Patienten oder bei Infektionsverdachtsfällen eine geeignete Alternative dar.

Die Erfassung von Übertragungsrisikogruppen ist außerordentlich schwierig. Man unterscheidet prinzipiell zwischen:

- Patienten mit hohem Risiko, eine Creutzfeld-Jakob-Krankheit zu haben oder zu entwickeln (z. B. Patienten mit bestätigter Creutzfeld-Jakob-Krankheit, Patienten mit klinischem Verdacht, Träger pathogener Mutationen im Prionprotein-Gen),
- Patienten mit erhöhtem Risiko, eine Creutzfeld-Jakob-Krankheit zu haben oder zu entwickeln (z. B. Patienten mit ungeklärter fortschreitender Erkrankung des zentralen Nervensystems mit und ohne Demenz, Mitglieder von Familien, in denen gehäuft derartige Erkrankungen aufgetreten sind) und
- Patienten mit niedrigem Risiko, eine Creutzfeld-Jakob-Krankheit zu haben oder zu entwickeln (d. h. alle übrigen Patienten).

Tonsillen und Lymphknoten werden dabei hinsichtlich des Risikostatus als Gewebe mit mittlerer Infektiosität eingestuft. Eine hohe Infektiosität weisen dagegen Gehirn, Rückenmark und Auge auf.

Diabetes mellitus

Bei Diabetikern und abwehrgeschwächten Patienten, d. h. solche, die Immunsuppressiva oder Cortison einnehmen, ist eine perioperative Antibiotikaprophylaxe zu empfehlen.

Endokarditisprophylaxe

Bei allen Patienten mit künstlicher Herzklappe und bestimmten Herzfehlern (angeborene oder rheumatische Herzvitien, Mitralklappeninsuffizienz), ist eine Endokarditisprophylaxe in Form einer Antibiotikagabe durchzuführen. In Zweifelfällen muss mit dem behandelnden Internisten Kontakt aufgenommen werden. Die Auswahl des Antibiotikums richtet sich nach dem Risikoprofil, dem Keimspektrum und dem Zeitpunkt der Operation. Es werden vor allem Amoxicillin, Ampicillin oder bei Penizillinallergie Clindamycin empfohlen.

Methicillinresistenter Staphylococcus aureus (MRSA)

Insbesondere in Krankenhäusern können Staphylokokken auftreten, die gegen fast alle gängigen Antibiotika resistent sind (außer Glykopeptide) und daher ein Hauptproblem in der Krankenhaushygiene darstellen (MRSA). Sie können zu schweren Wundinfektionen führen und sind vor allem im Bereich des Nasenrachens bei Patienten und auch medizinischem Personal nachweisbar. Im HNO-Bereich werden vor allem akute Otitis externa, Otitis media, Sinusitis, Mastoiditis, nosokomiale Pneumonie, Impetigo und postoperative Wundinfektionen durch diese Erreger verursacht.

2.4.1.2 Perioperative Antibiotikaprophylaxe

Die perioperative Antibiotikaprophylaxe kann die Häufigkeit chirurgischer Wundinfektionen senken. Das Ziel ist es, eine zum Zeitpunkt der Operation ausreichend hohe Antibiotikakonzentration zur Elimination von Keimen im Operationsgebiet zu schaffen. Das kann nur durch eine rechtzeitige und hochdosierte Gabe eines Antibiotikums kurz vor dem Eingriff gewährleistet werden. Diese erfolgt meist als Single-Shot-Applikation, wobei eine Antibiotikagabe über 24 Stunden nicht erforderlich ist. Die Indikation ist streng zu stellen. Sie hängt allgemein von der Art des Eingriffs, der Eingriffsdauer und vom Allgemeinzustand des Patienten ab. In der HNO wird die perioperative Antibiotikaprophylaxe vor allem bei der Eröffnung keimbesiedelter Räume eingesetzt (z. B. Laryngektomie, Pharyngotomie, Operation eines Hypopharynxdivertikel, Septorhinoplastik). Eine perioperative Antibiotikaprophylaxe kann aber nicht die Grundregeln der Hygiene bzw. Sterilität und damit auch die Aufbereitung, Desinfektion bzw. Sterilisation chirurgischer Instrumente bzw. Arbeitsmittel ersetzen.

2.4.2 Intraoperative Maßnahmen

Beschädigte Handschuhe müssen unbedingt gewechselt werden. Das muss so erfolgen, dass die Sterilität nicht verletzt wird und gilt auch für den Wechsel des Kittels nach bestimmten Operationsabschnitten. Benutzte Tupfer und Kompressen sind gezielt über den Abwurf zu entsorgen, damit nicht zusätzlich die Umgebung kontaminiert wird. Spülflüssigkeiten sind kontinuierlich aufzufangen, damit die Abdecktücher und Kittel nicht nass werden. Durch die Feuchtigkeit wird die Unsterilität gefördert. Während einer Operation ist die Anzahl der Personen und deren Bewegung auf ein Minimum zu beschränken. Türen sind immer geschlossen zu halten, was durch automatische Türen gewährleistet werden kann. Auch sollte nur das Nötigste gesprochen werden, damit so wenig Keime wie möglich freigesetzt werden. Aber auch die chirurgische Technik spielt eine Rolle. Durch eine gezielte und genaue Blutstillung wird eine infektionsgefährdende Hämatombildung vermieden. Gewebe sollte so atraumatisch wie möglich behandelt werden, damit keine Nekrosen entstehen. Bei Arbeiten am Knochen sollte eine ausreichende Kühlung gewährleistet werden, damit es nicht zu Knochenschäden kommt.

2.4.3 Postoperative Maßnahmen

Dazu zählt vor allem, dass postoperative Hämatome vermieden werden, die wiederum zu Infektionen führen können. Durch Kompression der Wunde, Kühlen oder suffiziente Redon-Drainagen kann das vermieden werden. Drainagesysteme sollten so wenig wie möglich gewechselt und andererseits so früh wie möglich entfernt werden. Durchgeblutete Verbände müssen unter Beachtung der Sterilität erneuert werden, damit sich keine feuchte Kammer bildet.

2.5 Infektionsrisiko bei Endoskopen

Die Übertragung von Mikroorganismen durch die Endoskopie ist nur spärlich dokumentiert. Die Mehrzahl der Übertragungen ist auf unzureichende Reinigungs- und Desinfektionsmaßnahmen zurückzuführen, wobei die aktuell gültigen Aufbereitungsrichtlinien nicht beachtet wurden. Durch Endoskope und endoskopische Zusatzinstrumente können Viren (Hepatitis B, Hepatitis C, HIV), Bakterien (Mykobakterien, Pseudomonaden, Helicobacter pylori), Protozoen (z. B. Cryptosporidien), Pilze und Würmer (z. B. Strongyloides) übertragen werden. Das Risiko einer Übertragung von Prionen-assoziierten Erkrankungen durch endoskopische Eingriffe ist bisher nicht quantifizierbar, da die Prävalenz der Erkrankung niedrig ist.

3. Grundlegende Gesichtspunkte zur Pflege, Wartung und Aufbereitung von Arbeitsmitteln in der HNO-Heilkunde

3.1 Vorbemerkung

Die Pflege, Reinigung und Sterilisation von HNO-ärztlichen Instrumenten ist besonders wichtig, da sie bei unsachgemäßer Behandlung nicht mehr verwendet werden können, kein steriles Arbeiten mehr möglich ist und auch unnötige Reparaturkosten entstehen. Instrumente stellen einen bedeutsamen materiellen Wert innerhalb der Gesamtinvestition eines Krankenhauses dar. Jedoch hält chirurgisches Instrumentarium nicht ewig. Obwohl es aus nichtrostendem Stahl hergestellt wird, unterliegt es einer natürlichen Materialabnutzung. Es kann unter bestimmten Umständen rosten. Neben Material- und Verarbeitungsfaktoren spielen auch mangelnde Pflege und unsachgemäßer Umgang eine wichtige Rolle bei der vorzeitigen Abnutzung teurer Instrumente. Daher kommt der sorgfältigen Behandlung und Aufbereitung eine große Bedeutung zu.

Die in der HNO-Heilkunde verwendeten Geräte, Instrumente und Endoskope sind überwiegend empfindliche und sehr teure Präzisionsinstrumente. Falsches Reinigen und Pflegen können die Funktionalität zerstören (Mechanik, Elektronik, Optik). Die Herstellerangaben von Medizinprodukten, Aufbereitungsgeräten und den verwendeten Chemikalien sind daher genau zu beachten. Dazu zählen vor allem die Angaben zum Reinigungsmittel, Dosierung und Zeit. In modernen Krankenhäusern wird die Instrumentenaufbereitung und -sterilisation zentral für verschiedene Fachgebiete durchgeführt.

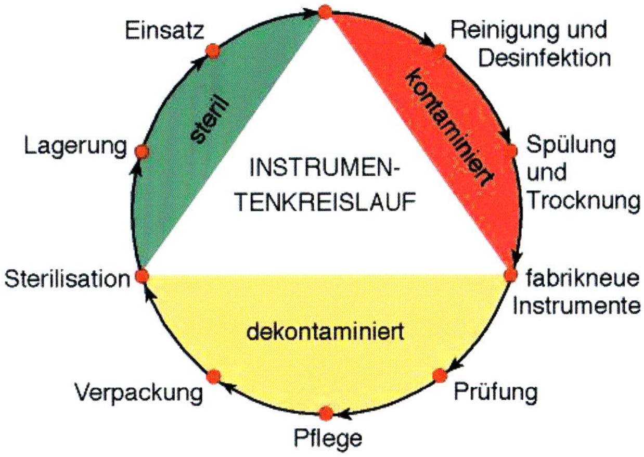

Abb. 2
Schematischer Kreislauf der Instrumentenaufbereitung

Die entsprechenden Aufgaben der Pflege und Wartung umfassen im Einzelnen:

- Ablage der benutzten Instrumente und sachgerechte Vorbereitung zur Desinfektion
- Reinigung, Desinfektion sowie Spülung und Trocknung
- Prüfung auf Sauberkeit und Unversehrtheit
- Pflege und Instandsetzung
- Prüfen auf Funktionsfähigkeit und Vollständigkeit, unbrauchbare Instrumente aussortieren und entsorgen bzw. reparieren lassen, Ersetzen der aussortierten Instrumente durch neue
- Zusammenstellen der Sets und Verpacken (sterilisationsgerechte Verpackung)
- Sterilisation
- Lagerung

Pflege und Wartung sind damit ein Teil des Instrumentenkreislaufs, der das Ablegen bzw. Entsorgen der Instrumente, die eventuelle Übernahme fabrikneuer Instrumente, die Reinigung, Durchsicht sowie Pflege, die Sterilisation, die sterile Bereitstellung, den Einsatz im Operationssaal sowie das Ablegen bzw. Entsorgen und so fort umfasst (**Abb. 2**).

Instrumente, Operationsbestecke, Endoskope und andere Materialien bzw. Utensilien sind nach Gebrauch grundsätzlich als bakteriell kontaminiert zu betrachten. Nach Gebrauch müssen sie sofort der Desinfektion, Reinigung und Sterilisation zugeführt werden. Dazu ist die unverzügliche Desinfektion erforderlich, die mit der Ablage der Instrumente beginnt. Das ist auch dann erforderlich, wenn danach die Sterilisation durchgeführt wird.

3.2 Gesetzliche Grundlage

Bei der Verwendung, Pflege und Aufbewahrung von medizinischem Instrumentarium und optischen Geräten ist das Medizinproduktgesetz (MPG) zu beachten. Das MPG regelt Produkte und Anwendungsbereiche oder ordnet sie gesetzlich ein. Das Gesetz vom 02. 08. 1994 (letzte Änderung vom 25. 11. 2003) und die auf der entsprechenden Grundlage erlassenen Rechtsverordnungen (Medizinprodukte-Verordnung, Medizinprodukte-Betreiberverordnung, Medizinprodukte-Sicherheitsplanverordnung) setzen geltende europäische Richtlinien in deutsches Recht um. Mit der zweiten Änderung des MPG wurde die Medizingeräteverordnung (MedGV) außer Kraft gesetzt. Medizinprodukte müssen bestimmte Zweckbestimmungen erfüllen und müssen einer klinischen Prüfung unterzogen werden. Hierbei haben sowohl der Hersteller als auch der Betreiber grundlegende Pflichten. Vor allem hat der Anwender sich vor dem Benutzen von Geräten oder Instrumenten von deren ordnungsgemäßem Zustand zu überzeugen. Man unterscheidet unkritische (z. B. EKG-Elektroden), semikritische (z. B. Spekulum, flexibles Endoskop) und kritische Medizinprodukte (z. B. Wundhaken, Trokare). Bei den zuletzt genannten Gruppen differenziert man noch zwischen Medizinprodukten ohne besondere, mit erhöhten und mit besonders hohen Anforderungen an die Aufbereitung.

Der § 4 des Medizinproduktgesetzes regelt die Anforderungen an die fachgerechte Instandhaltung. Diese umfasst nicht nur die Wartung, Inspektion und Instandsetzung, sondern auch die Aufbereitung der steril zur Anwendung kommenden Medizinprodukte. Damit wurde ein wichtiger Schritt in dem Bemühen vollzogen, den Schutz von Patienten, Anwendern und Dritten zu erhöhen. Die resultierenden Pflichten betreffen sowohl den in der ambulanten HNO-Praxis tätigen Arzt als auch den Betreiber von Medizinprodukten in klinischen Einrichtungen. Mit dem Medizinproduktegesetz geht eine erhebliche Verschärfung der straf- und zivilrechtlichen Haftung des mit Medizinprodukten beruflich involvierten Personals einher. Der Arbeitgeber ist verpflichtet, von organisatorischer Seite für die Gefahrenvermeidung von Medizinprodukten zu sorgen. Aber auch der Arbeitnehmer ist verpflichtet zu gewährleisten, dass von dem Medizinprodukt keine Gefahr ausgeht. Erfolgen Instandhaltungsmaßnahmen durch eigenes Personal, so ergeben sich Organisationspflichten des Betreibers. Werden externe Dritte beauftragt, so hat sich der Betreiber von deren Eignung für diese Aufgabe zu überzeugen. Wenn der Betreiber diesen Pflichten nicht nachkommt, drohen Bußgeld und im Falle eines Schadens auch eine deliktische oder vertragliche Haftung.

Um mögliche Risiken durch die Anwendung von Medizinprodukten im Sinne von Vorkommnissen (z. B. eine schwerwiegende Verschlechterung des Gesundheitszustandes infolge fehlerhafter Angaben in den Gebrauchsinformationen) zu vermeiden, existiert ein funktionierendes Meldesystem, welches durch die Medizinprodukte-Sicherheitsplanverordnung geregelt wird.

Die Vorschriften zur „Aufarbeitung von bestimmungsgemäß keimarm oder steril zur Anwendung kommenden Medizinprodukten“ und ein Verweis auf die gemeinsamen „Empfehlungen der Kommission für Krankenhaushygiene und Infektionsprävention am Robert-Koch-Institut (RKI) und des Bundesinstitutes für Arzneimittel und Medizinprodukte zu den Anforderungen an die Hygiene bei der Aufbereitung von Medizinprodukten“ sind im Absatz 2 dargelegt (siehe auch folgende Internetadresse: www.rki.de).

Checklisten können die Kontrolle vor dem täglichen Arbeitseinsatz unterstützen (**Tabelle 1**). Die Angaben des Herstellers sind unbedingt zu beachten. Die Verkehrsfähigkeit eines wiederverwendbaren Medizinproduktes schließt natürlich ein, dass der Hersteller Angaben zur Aufbereitung einschließlich Reinigung/Desinfektion, Spülung, Trocknung, Sterilisation, Transport sowie zur sachgerechten Lagerung bereitstellen muss.

Zusammenfassend müssen vor allem die Anzeigepflicht und Überwachung (Organisationspflichten des Betreibers, externe Dritte), die Richtlinien bzw. die Empfehlungen des Robert-Koch-Instituts und die Zertifizierung bzw. das Qualitätsmanagement (Meldesystem) bei der Aufbereitung beachtet werden.

Merke
Bei allen Schritten der Aufbereitung sind Belange des Arbeitsschutzes, z. B. durch geeignete Schutzkleidung, Schutzbrille, geeignete Handschuhe und Raumluftqualität zu gewährleisten.

Checkliste zur Prüfung HNO-ärztlicher Instrumente und Optiken	
1. Allgemeine Aspekte	keine Verschmutzungen, keine Desinfektions- oder Reinigungsmittelreste, keine Beschädigungen, keine losen Teile, nicht unvollständig, Durchgängigkeit von Arbeitskanälen gewährleistet, Zusammensetzen der einzelnen Instrumente bzw. Teile ohne Probleme möglich, bewegliche Teile gängig
2. Hochfrequenzchirurgie-Kabel	defekte Isolierungen, defekte Stecker, Kabelbrüche
3. Elektroden	Verbiegungen, defekte oder verbrannte Isolierungen, Schneidnadeln oder -messer abgenutzt
4. Optiken	Bildqualität (dunkel, unscharf, „Mondsichel“, trüb), Objektiv- und Okularfenster verschmutzt oder zerkratzt, Optik verbogen, Lichtfaserflächen verschmutzt
5. Lichtleitkabel	Faserbruch (dunkle Punkte innerhalb der Faserflächen), Beschädigungen an Schutzschläuchen, Schraubgewinde defekt oder verschmutzt
6. Bohrer und Bohrmaschinen bzw. Motorensysteme	Bohrer (keine Abnutzungen bzw. sichtbare Beschädigungen, nicht stumpf, nicht schlagend, Zwischenräume sauber), Bohrmaschinen und Zubehör (Beschädigungen an Bohrwelle, Zusammensetzen ohne Probleme bzw. Arretierungen fest, Spülschläuche ausreichend lang, Dichtheit gegeben)
7. Mikroinstrumente	allgemeine Beschädigungen am distalen Ende (verbogene oder abgebrochene Spitze, Dorne), Gängigkeit der beweglichen Teile, Scheren o. Ä. stumpf, Zängchen schließen nicht

Tabelle 1

3.3 Werkstoffe, Instrumente, Geräte und Arbeitsmittel

Bei der Herstellung von chirurgischen sowie mikrochirurgischen Instrumenten und Optiken muss berücksichtigt werden, für welches Anwendungsgebiet sie bestimmt und welchen Anforderungen in den spezialisierten Arbeitsbereichen sie genügen müssen. Um den medizinischen Ansprüchen gerecht zu werden, ist eine sehr sorgfältige Auswahl der verschiedenen Werkstoffe notwendig. Der Einsatzbereich spielt dabei eine große Rolle.

Chirurgische Instrumente müssen eine hohe Elastizität und Festigkeit, ein gutes Schneideverhalten, eine hohe Verschleiß- sowie Korrosionsbeständigkeit aufweisen. Hierbei werden vor allem rostfreie, härtbare Chromstähle, aber auch nicht-härtbare Chromstähle mit modifizierten Chromgehalten und säure- sowie rostbeständige Chromnickelstähle zur Herstellung von Instrumenten eingesetzt. Besonders rostfreie, härtbare Chromstähle erfüllen die vorgenannten Bedingungen, während Chromnickelstähle eingeschränkte mechanische Eigenschaften aufweisen. Werkstoffnummer und -kurzname geben Auskunft über die chemische Zusammensetzung und Qualität des Werkstoffes.

Bei der Herstellung von Endoskopen kommen sehr unterschiedliche Werkstoffe zur Anwendung. Anwendungstechnisch bedingt unterscheidet man zwischen Stablinsenoptiken und flexiblen Endoskopen.

Das starre Endoskop bzw. die stabförmige Optik ist ein optisches System, welches verschiedene Linsenarten und spezielle Glasstäbe enthält, sogenannte Stablinsensysteme. Am distalen Ende des Endoskops befindet sich das Objektiv und am Auge das Okular. Durch die Entwicklung der Stablinsenoptik konnte trotz kleinerem Optikdurchmesser eine gesteigerte Bildhelligkeit erzielt werden, so dass dünnere starre und halbstarre Endoskope entwickelt werden konnten.

Flexible Endoskope bzw. Fiberskope bestehen aus einem optischen Glasfaserbündel in einem flexiblen und wasserdichten Mantel, einem Lichtleiter sowie Objektiv- und Okularlinsen.

Stablinsenoptiken bzw. flexible Endoskope sind vor allem aus säure- und rostbeständigen Chromnickelstählen, Buntmetalllegierungen (z. B. Messing), Leichtmetallen (z. B. Aluminium), nicht korrosionsbeständigem Stahl, Keramik, Kunststoffen sowie Gummi und Klebstoffen gefertigt. Die Verwendung dieser sehr unterschiedlichen Werkstoffe muss bei der Desinfektion, Pflege, Wartung und Sterilisation beachtet werden, so dass nicht die üblichen Aufbereitungsverfahren angewendet werden können. Leider sind verschiedene Kunststoffe thermolabil. Die Empfehlungen des Herstellers müssen daher besonders beachtet werden.

Auch bei Motorensystemen kommt eine sehr breite Werkstoffpalette zur Anwendung. Dazu gehören neben den rostfreien, härtbaren Chromstählen für Bohrer, Fräser und Sägeblätter auch Kunststoffe für Schläuche, Kabel, Getriebeteile und Griffe, die ebenfalls sterilisierbar sein müssen. Bei den mechanisch stark beanspruchten Wellen, Lager- und Getriebeteilen aus rostfreiem Stahl oder auch Bronzewerkstoffen sind neben den besonderen Aufbereitungstechniken auch schmiertechnische Maßnahmen zu beachten. Neusilber, welches aus Kupfer, Nickel, Zink und Spuren von Blei, Zinn oder Eisen besteht, findet Verwendung für Trachealkanülen und Tränenkanalsonden. Alle medizinischen Instrumente erhalten je nachdem, aus welchem Werkstoff sie hergestellt werden und abgestimmt auf den jeweiligen Verwendungszweck eine entsprechende Oberflächenart bzw. -behandlung. Die Instrumente müssen eine gleichmäßig glatte und fehlerfreie Oberfläche aufweisen. Risse, Poren oder Riefen sind für medizinische Zwecke nicht zulässig. Das Festsetzen von Operationsrückständen, wie Blut, Sekret, Eiter oder Gewebereste, kann nur durch glatte und fehlerfreie Oberflächen verhindert werden. Daher bestehen die meisten Instrumente aus korrosionsbeständigem Stahl mit polierten Oberflächen. Blendfreie bzw. matt polierte Oberflächen, die störende Lichtreflexe verhindern, sind ebenfalls auf dem Markt erhältlich. Viele Instrumente erhalten verchromte, vernickelte, versilberte oder geschwärzte Oberflächen, wie z. B. Ohrtrichter oder Instrumente für die Laserchirurgie. Vernickelt sind z. B. Stimmgabeln, versilbert sind z. B. Spülkanülen, verchromt sind z. B. Instrumentengriffe, Sägeblätter oder Saugkanülen. Vergoldet werden Instrumententeile zur optischen Kennzeichnung und sogar ganze Instrumente (z. B. für die Laserchirurgie oder zur Dämpfung der Reflexion sowie zur Vermeidung von thermischen Verletzungen).

3.4 Instrumentarium in der HNO-Heilkunde

Bei der Auswahl des Instrumentariums spielt das operative Spektrum der jeweiligen Abteilung bzw. Klinik eine entscheidende Rolle. Man unterscheidet die Grund- von der Spezialversorgung. In der Grundbetreuung überwiegen die Patienten zur Adenotomie und Tonsillektomie, Septumplastiken, Ohroperationen, Nasennebenhöhlenoperationen, Endoskopien bzw. Fremdkörperentfernungen und kleinere Eingriffe am Halsbereich. Zur Spezialbetreuung gehören neben den bereits erwähnten Operationen die hörverbessernde Mikrochirurgie, plastisch-wiederherstellende Chirurgie, Tumorchirurgie, Parotis- und Fazialischirurgie, Schädelbasischirurgie sowie die Behandlung entzündlicher Komplikationen jeglicher Art.

Entsprechend der Dauer der Narkose, des Schweregrades und der zu erwartenden postoperativen Belastungen kann man HNO-ärztliche Eingriffe in drei Gruppen einteilen.

„Kleinere" operative Eingriffe sind z. B. Adenotomie, Parazentese, Tonsillektomie, Polypektomie, Mikrolaryngoskopie, Bronchoskopie, Ösophagoskopie, Lymphknotenexstirpation, Entfernung von Hautneubildungen. Zu den „mittelgroßen" Eingriffen kann man z. B. Septumplastik, endonasale Siebbeinoperationen oder Septorhinoplastik zählen. „Große" HNO-ärztliche Eingriffe sind dagegen z. B. Larynxteilresektion, Laryngektomie, Neck Dissection sowie Rhino- oder Otobasisoperationen.

Die wichtigsten Instrumentengruppen, Geräte bzw. Arbeitsmittel, die in der HNO-Heilkunde verwendet werden, sind in **Tabelle 2** dargestellt. Beachtet werden müssen auch die Instrumente am HNO-Arbeitsplatz. Auf eine ausführlichere, detaillierte Darstellung wurde bewusst verzichtet, da das Spektrum der HNO-Instrumente und Geräte doch sehr mannigfaltig ist.

3.5 Oberflächenveränderungen und Alterung

Obwohl das chirurgische Instrumentarium überwiegend aus nicht rostendem Stahl hergestellt wird, hält es nicht ewig. Es unterliegt nicht nur einer natürlichen Materialabnutzung. Auch kann es durch verschiedene Umstände zu Korrosionen kommen. Die Ursache hierfür liegt nicht nur beim Material oder bei der Verarbeitung. Mangelnde Pflege und unsachgemäßer Umgang mit den wertvollen Instrumenten tragen entscheidend dazu bei, dass es zu einem vorzeitigen Verschleiß kommt. Alle Instrumente oder Geräte erfahren Veränderungen aufgrund der Benutzung, aber auch infolge chemischer und thermischer Einflüsse während der Aufbereitung und Sterilisation. Mangelnde Pflege und unsachgemäßer Umgang mit dem wertvollen Instrumentarium sind Faktoren, die vermieden werden können. Hinsichtlich des Verschleißes kann man Veränderungen der Oberfläche, Korrosion und Alterung unterscheiden.

Oberflächenveränderungen sind optische Erscheinungen, die alle Arten von Instrumenten und Geräten unabhängig vom Werkstoff betreffen. Dazu zählen entfernbare Rückstände, Verfärbungen und Wasserflecken. Fleckige Instrumente sind auf Mängel in der Aufbereitung zurückzuführen. Die Ursachen können sehr komplex sein, u.a. aus folgenden Gründen:

- Verwendung ungeeigneter Reinigungs- oder Pflegemittel,
- falsche Dosierung von Reinigungs- oder Pflegemitteln,
- mangelhafte manuelle oder maschinelle Reinigung, Rückstände verschiedenster Art, z. B. von Reinigungs- oder Pflegemitteln, Sterilisationsdampf, Arzneimittel (**Abb. 3**) sowie
- Fehler und Mängel in der Aufbereitung (z. B. unterlassene Arbeitsgänge) (**Abb. 4**).

Es kann dabei auch zu einem bleibenden Schaden bzw. zur Zerstörung der Instrumente kommen (**Tabelle 3**).

Fleckige Instrumente sind auf eine mangelhafte Aufbereitung zurückzuführen. Diese Verfleckungen müssen bei der Prüfung der Instrumente erkannt und entsprechend ihrer Ursache behandelt werden. Zur Vermeidung von bleibenden Schäden müssen Instrumente mit Oberflächenrückständen einer besonderen Behandlung unterzogen werden (**Abb. 5**).

Wichtige Instrumentengruppen bzw. Arbeitsmittel in der HNO-Heilkunde (Auswahl aus dem Grundinstrumentarium)	
Gruppen	**Instrumente bzw. Beispiele**
Allgemeine Instrumente (Weichteilchirurgie)	Skalpelle mit verschiedenen Klingen, Wundhaken, selbsthaltende Wundsperrer, Präparierscheren, Klemmen, Hochfrequenz-Chirurgiegeräte, Pinzetten für Bipolarkoagulation
Spezielle Instrumente	
HNO-Untersuchungsinstrumente	Stirnlampe, Kaltlichtprojektor, Ohrtrichter, Ohrsonde, Watteträger, Ohrhäkchen, Ohrschlinge, Nasenspekulum, Mund- bzw. Tonsillenspatel, Kehlkopfspiegel (klein und groß)
Instrumente zur Ohrchirurgie	Ohrpinzetten, Ohrtamponzängchen, Ohrzängchen, Parazentesenadel, Rundmesser, Sichelmesser, Doppellöffel, Perforatoren, Rasparatorium, Wundsperrer, Mikroscherchen, Mikrostanze, Sauggriff und Saugrohre, Drahtschliesszängchen
Instrumente zur Adenotonsillektomie (Pharynxchirurgie)	Mundsperrer bzw. -spatel, Zungenhalter, Kornzange, Tonsillenretraktor und -dissektor, Scheren, Tonsillenfasszange, Tonsillenschnürer, Saugrohre, Ringmesser
Instrumente zur Nasen- und Nasennebenhöhlenchirurgie	Nasenspekula verschiedener Größe, Columellaklemme, Nasenpinzetten, Nasentamponzange, Knorpel- und Knochenquetsche, Nasenschnürer, Nasenschere, Nasenrückenhaken, Doppelelevatorium, Rasparatorium, Meißel, Osteotome, Hammer, Septummesser, Ritzmesser, Septumzange, Stanzen, Conchotom, Nasenzange, Knochenraspel, Stirnhöhlenbougie, Sichelmesser
Motoren- bzw. Bohrsysteme	Bohrhandstück, Bohrer (Rosen-, Hartmetallbohrer, Diamanten, Fräser, Sägen), Biegewelle, Steuereinheit mit Kühleinrichtung, Motor, Schlauchgarnitur Verbindungskabel, Fußschalter bzw. -steuerung
Endoskope	Rohrendoskope (Laryngoskop, Ösophagoskop, Bronchoskop), Stablinsenoptiken, flexible Endoskope bzw. Fiberskope (Rhinopharyngoskop, Gastroskop, Tracheobronchoskop), Zubehör (Lichtleiter- bzw. -stabsysteme, Kaltlichtprojektor, Kamera- und Videosysteme), Instrumentarium (Zängchen, Scherchen, Messer)
Verbrauchsmaterialien	Trachealkanülen (Silber-, Plastik-, Sprech- und sogenannte Tracheostomiekanülen), Platzhalter (z. B. Montgomery-Endothese), Paukenröhrchen, Tamponaden

Tabelle 2

Mögliche Oberflächenveränderungen bei Instrumenten (Beispiele)			
Art	**Definition**	**Ursache**	**Behandlung**
entfernbare Rückstände	anhaftende und inkrustierte Operationsrückstände und andere Verunreinigungen	unvollständige Reinigung	gründliche Nachreinigung
Anlauffarben	kein deutlich begrenzter Rand mit z.T. verschiedenen Farbübergängen (braun, regenbogenfarben)	mangelhafte Qualität des verwendeten Reinigungswassers, nicht optimaler Reinigungsprozess	Änderung im Reinigungsregime bzw. Umstellung der Reinigungsmittel
Wasserflecken	scharf begrenzter Rand	zu hohe Konzentration an Mineralstoffen oder organischen Substanzen im Spülwasser oder Sterilisationsdampf	Schlussspülung mit demineralisiertem Wasser, Verwendung von Reindampf

Tabelle 3

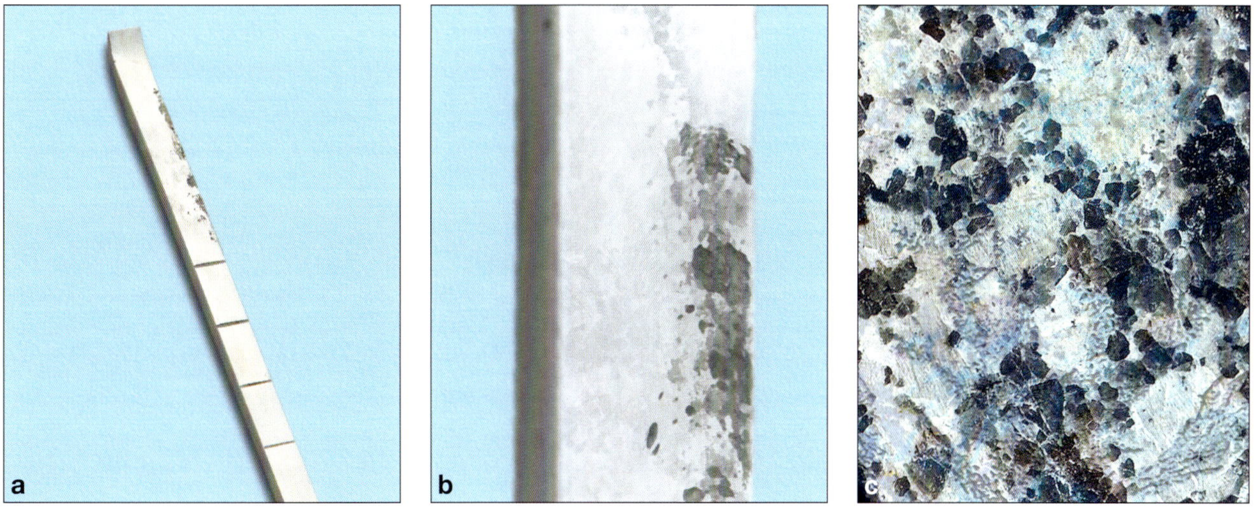

Abb. 3 a – c
Ablagerungen eines chloridhaltigen Ätzmittels

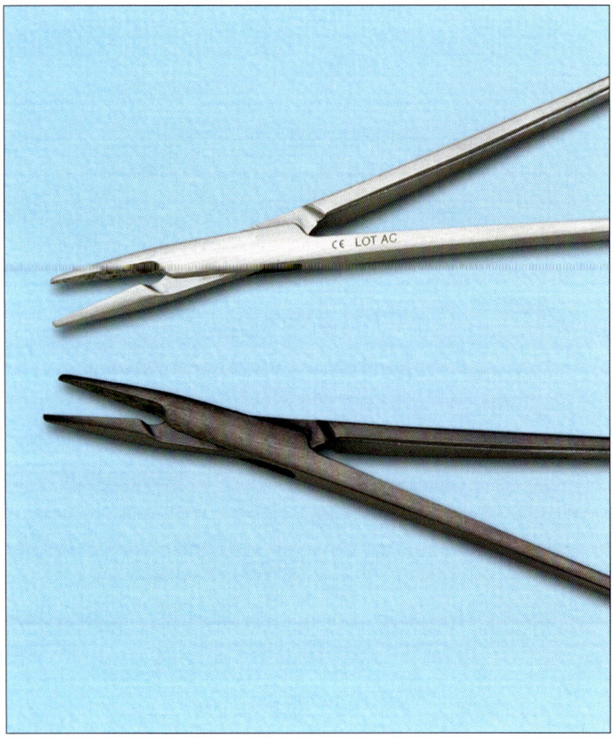

Abb. 4
Schwarzverfärbte Zange – das obere Instrument zum Vergleich im Originalzustand

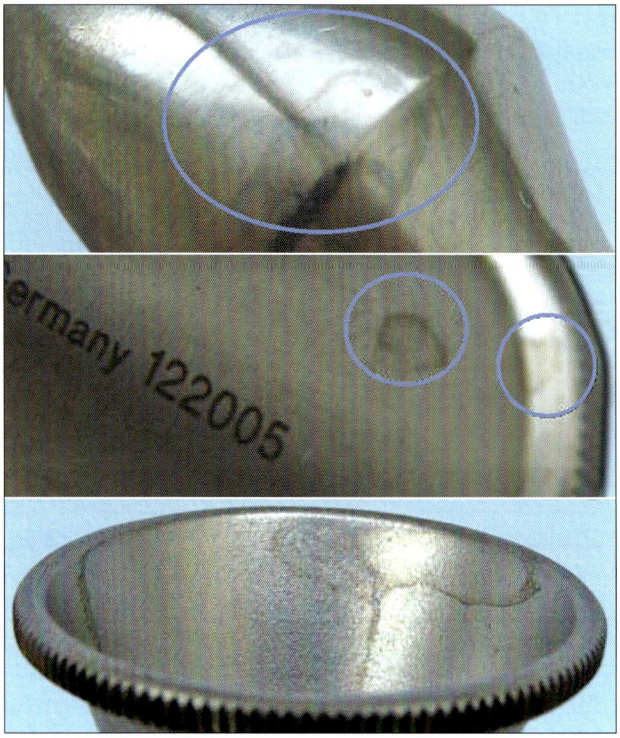

Abb. 5
Verfleckungen aufgrund von hohem Salzgehalt im Wasser

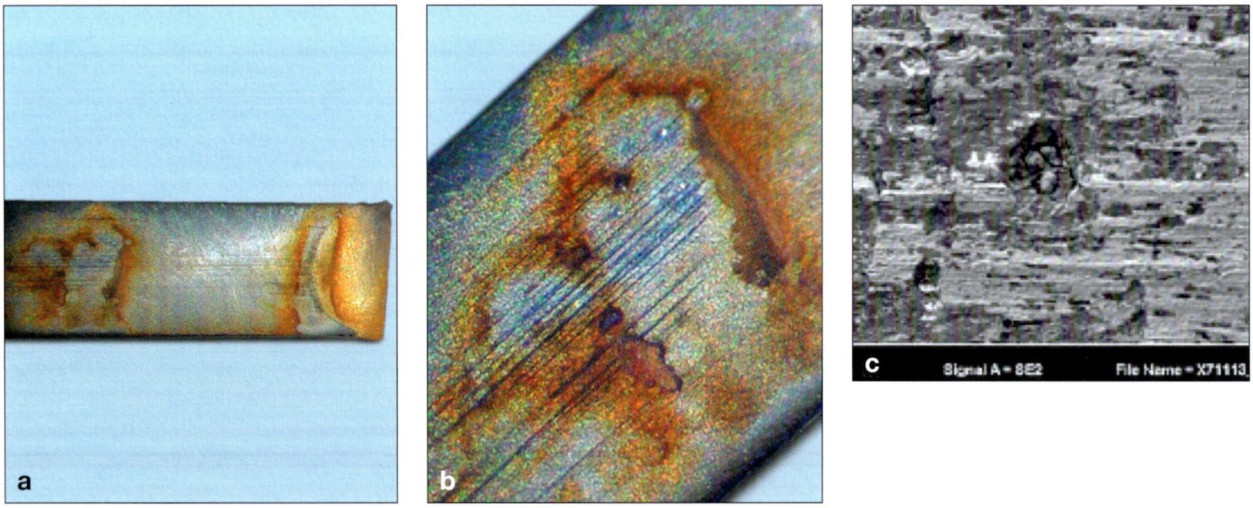

Abb. 6 a – c
Lochkorrosion an einem Meißel

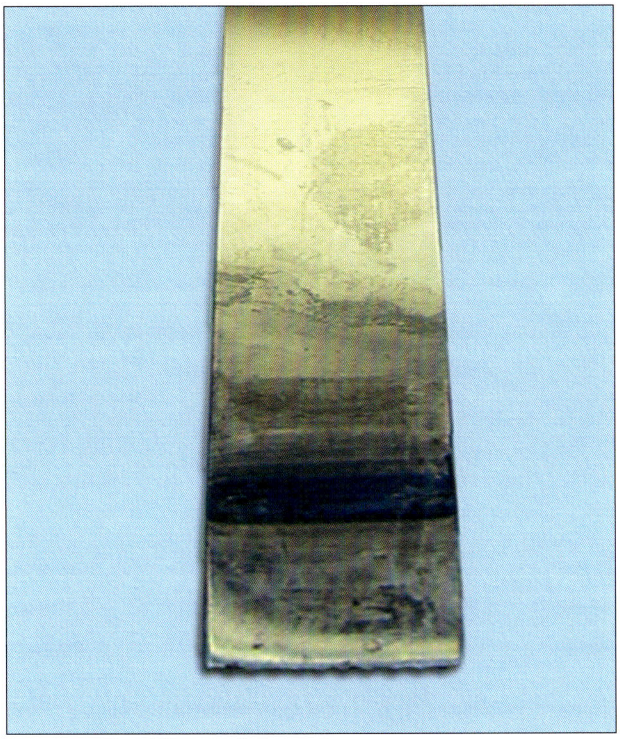

Abb. 7
Kontaktkorrosion durch Aufbereitung auf einem Messing-Rack

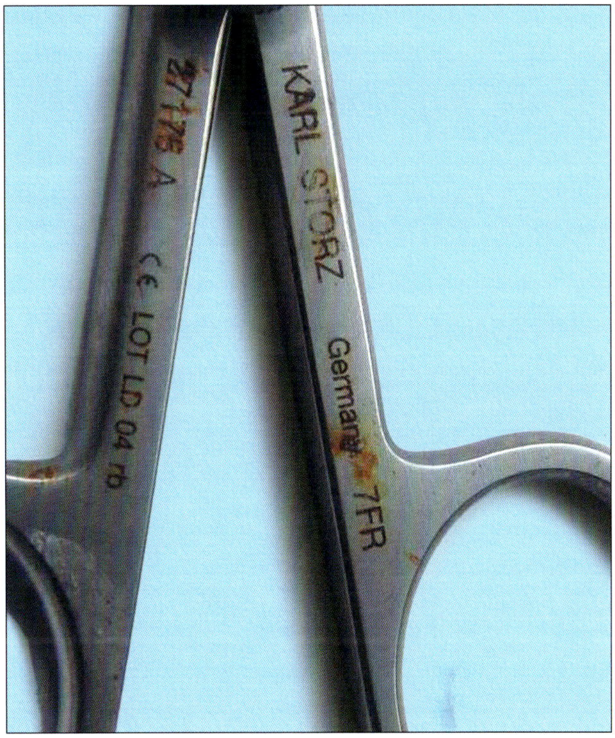

Abb. 8
Verfärbungen und Anrostungen an einer nicht korrekt aufbereiteten Schere

Korrosionen kommen im Allgemeinen nur bei metallischen Werkstoffen vor, wobei sie bei den einzelnen Metallarten in unterschiedlichen Erscheinungsformen auftreten. Folge sind bleibende Schäden oder Zerstörung der Instrumente. Korrosionen entstehen, wenn Wasser, Dampf oder wässrige Lösungen auf chirurgische Instrumente einwirken. Die wichtigsten Korrosionsarten sind Lochkorrosion (Lochfraß) (**Abb. 6**), Spannungsrisskorrosion, Reib- bzw. Spaltkorrosion, Kontaktkorrosion (**Abb. 7**), Flächenkorrosion, Flugrost sowie Fremdrost (**Abb. 8**) (**Tabelle 4**).
Bei Gummi und Latex, die bei flexiblen Instrumenten bzw. Endoskopen eingesetzt werden, kann dagegen vor allem eine Alterung eintreten. Darunter versteht man einen langsam verlaufenden, natürlichen Vorgang, der auch bei der Lagerung der Arbeitsmaterialien auftreten kann. Der Alterungsprozess wird besonders durch Überdehnung bei der Lagerung, durch Licht bzw. UV-Strahlung und durch trockene Wärme mit Temperaturen über 80 °C beschleunigt. Gummi kann sich dann verfärben oder Risse bilden. Kunststoffe werden hart und vergilben. Auch kann es bei Gummi durch das Eindringen von Flüssigkeiten oder Gasen in die Oberfläche zum Aufquellen kommen, wobei dies mit einer erweichten Oberfläche und Zerstörung von dünnwandigen Teilen der Instrumente einhergeht. Die Quellung kann bei der Einwirkung von flüchtigen Lösungsmitteln oder Treibgasen von Sprays vorrübergehend sein. Der Kontakt mit nichtflüchtigen Ölen (Paraffin), Vaseline oder ungeeigneten Desinfektionsmitteln kann dagegen eine irreversible Quellung hervorrufen.

Korrosionsveränderungen bei Instrumenten

Art	Definition	Ursache	Vorbeugung	Schaden
Lochkorrosion („Lochfraß“)	Entstehung von Löchern in der Oberfläche, aus denen Rost austritt	Einwirkung von Chloriden, Jodiden, Bromiden	Instrumente, die mit Chloriden in Berührung gekommen sind, sofort reinigen	Verringerung der Lebensdauer der Instrumente
Spannungsriss-korrosion	Nachlassen von Spannungskraft, Gelenk-spannungsrisse	Falsche Instrumenten-handhabung und Ursachen im Herstellungs-prozess	Reinigungs-vorgang in geöffnetem Zustand, Instrumente bei Sterilisation nur in der ersten Raste geschlossen	Verringerung der Lebensdauer der Instrumente
Reib- bzw. Spaltkorrosion	Rost in Fugen und Gelenkspalten	chemische oder mechanische Zerstörung der natürlichen Passivschicht des Edelstahles sowie Feuchtigkeit	Durch Schmierung Abrieb vermeiden	Schwergängigkeit der Instrumente, zunehmender Rost
Kontakt-korrosion	Rostringe an gegenüberliegenden Kontaktstellen	bei maschineller Reinigung unter ungünstigen Reinigungs- und Spülbedingungen, verchromte Instrumente mit beschädigter Oberfläche	berührungsfreie Lagerung der Instrumente	Zunehmende Rost-stellen bzw. -ringe
Flächen-korrosion	Gesamte Oberfläche von Rost befallen	chemische oder mechanische Einflüsse	nicht bei rostfreiem Stahl	Bildung von Korrosions-produkten an der Oberfläche bzw. Rost

Tabelle 4

3.6 Wasser zur Aufbereitung

Bei der Aufbereitung der Instrumente kann sich bereits eine ungünstige Wasserzusammensetzung auf die Funktionalität von Instrumentenstählen auswirken. Die Beschaffenheit des Wassers muss bereits bei der Planung von Sanitärinstallationen beachtet werden. In jeder Art von Trinkwasser sind Salze gelöst, wobei die Konzentration der Wasserinhaltsstoffe von der Herkunft und der Art der Trinkwassergewinnung abhängt. Beim Verdampfen des Wassers kommt es zu Rückständen in Form von Salzkrusten bzw. Wasserstein. Hierbei sind besonders die Chloride zu beachten, da sie in höherer Konzentration Lochfraß an Instrumenten hervorrufen. Die Gefahr der chloridinduzierten Lochkorrosion ist von verschiedenen Faktoren abhängig und nimmt mit steigendem Chloridgehalt, zunehmender Temperatur, abnehmendem pH-Wert, längerer Einwirkzeit, unzureichender Trocknung und rauer Instrumentenoberfläche zu (**Abb. 9**).

Damit eine überhöhte Chloridkonzentration und eine entsprechende Lochkorrosion vermieden wird, empfiehlt sich die Anwendung von demineralisiertem bzw. vollentsalztem Wasser insbesondere bei der Schlussspülung. Bei Verwendung von Ionenaustauschern zur Demineralisierung können sich jedoch durch Kieselsäure trotzdem Beläge bilden. Durch eine rechtzeitige Regeneration des Austauschers kann dies vermieden werden.

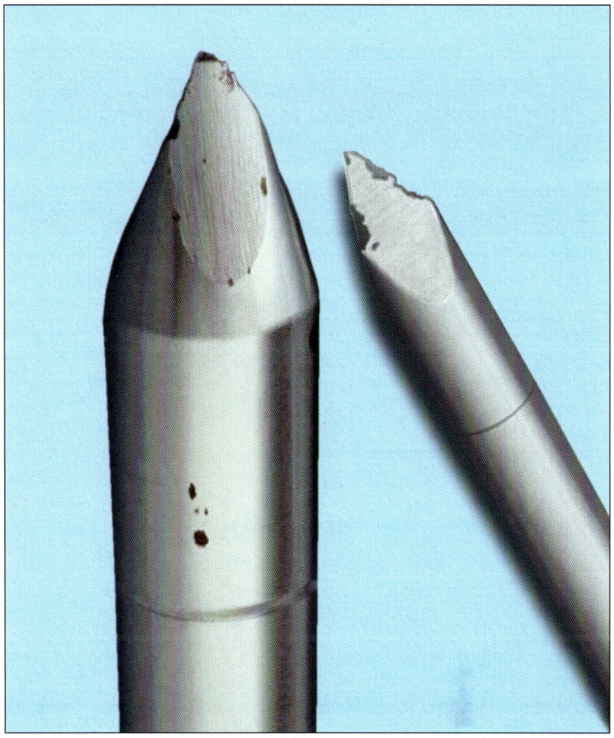

Abb. 9
Chloridinduzierte Lochkorrosion

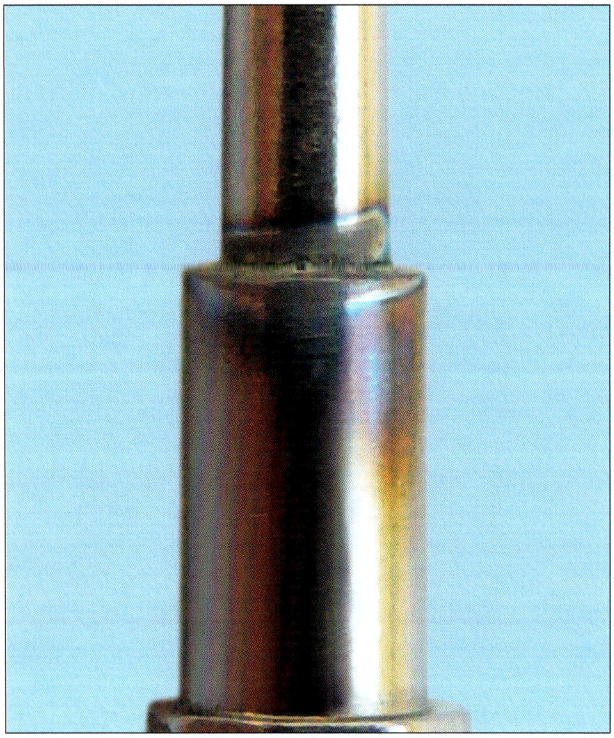

Abb. 10
Anlauffarben – bunt schillernde Silikatbeläge

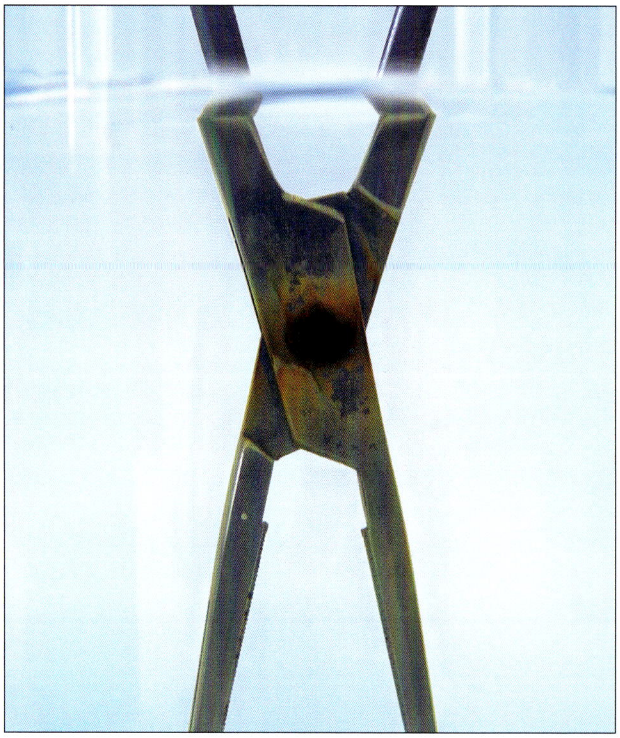

Abb. 11
Rostbildung durch mehrstündiges Eintauchen in physiologische Kochsalzlösung

Eisen-, Kupfer-, Mangan-, Magnesium- und Siliziumionen können bereits bei geringer Konzentration blaue, braune oder regenbogenfarbene Verfärbungen hervorrufen, die auch als „Anlauffarben" bezeichnet werden. Durch Einlegen bzw. durch Abreiben der Instrumente mit entsprechenden vom Hersteller empfohlenen säurehaltigen Mitteln können diese Verfärbungen meist entfernt bzw. beseitigt werden (**Abb. 10**).

Neben den natürlichen Wasserinhaltsstoffen kommt auch Rost im Trinkwasser vor, der in den meisten Fällen von korrodierten Leitungssystemen herrührt. Bei der Instrumentenaufbereitung lagert sich der Rost auf den Instrumenten ab und es kommt zu Rostflecken bzw. Fremdrost und Folgerost (**Abb. 11**).

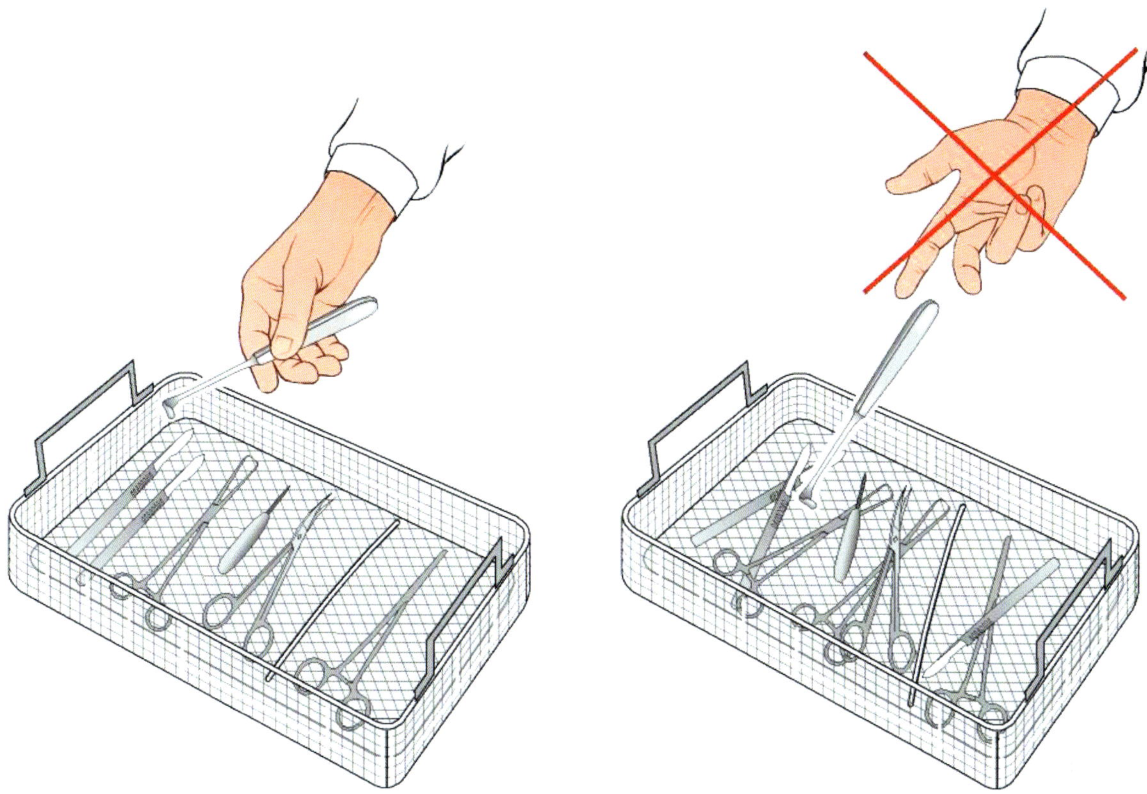

Abb. 12
„Abwurf“ bzw. Ablage von Instrumenten: richtig und falsch

4. Vorbereitung zur Desinfektion und Reinigung – Instrumentenablage

Der Prozessablauf der erforderlichen Serie von Einzelmaßnahmen muss koordiniert und optimiert werden, da Schwächen in einem Einzelschritt, wie z. B. der Reinigung, den Gesamterfolg in Frage stellen können. Unzureichende Ergebnisse können durch Mängel bei jedem Schritt der Aufbereitung auftreten.

Nach Verwendung der chirurgischen Instrumente oder wenn sie nicht mehr benötigt werden, folgt der sogenannte „Instrumentenabwurf“ oder besser gesagt die Instrumentenaufbewahrung oder -ablage. Man unterscheidet zwischen Nass- und Trockenentsorgung, wobei die letztere Form zunehmend bevorzugt wird. Zum einen ist bei der Nassentsorgung die Aufbereitung erschwert, zum andern sind die entsprechenden Container recht schwer, was beim Transport beachtet werden sollte.

Die fach- und sachgerechte Entsorgung kontaminierter Instrumente und anderer medizinischer Utensilien verlangt nach zweckmäßigen Hilfsmitteln. Schon in den Behandlungsräumen einer HNO-Ambulanz bzw. -Praxis werden Behältnisse benötigt, in die gebrauchtes, kontaminiertes Instrumentarium und andere Hilfsmittel abgelegt werden können. Der Begriff „Abwurf“ ist im Grunde nicht korrekt, da vor allem Mikroinstrumente und optische Werkzeuge vorsichtig in den Entsorgungscontainern abgelegt werden müssen. Daher sollte man besser von „Ablegen“ sprechen (**Abb. 12**).

Empfindliche Instrumente werden sehr schnell beschädigt. Die feinen Spitzen von Scherchen oder Klemmen können sich verformen oder die Instrumente können an der Oberfläche beschädigt werden. Daher müssen Instrumente nach Gebrauch sachgerecht und schonend abgelegt werden. Durch sorgsame Behandlung bzw. Instrumentenablage werden Instrumente nicht nur geschont, sondern auch die Aufarbeitung und Pflege kann erheblich erleichtert und verkürzt werden.

Grobe Verschmutzungen sollten unmittelbar nach der Anwendung entfernt werden. Das Antrocknen von Blut und Gewebe ist durch geeignete Verfahren und Abläufe, wie z. B. Abwischen äußerer Verschmutzungen und Spülung von Arbeitskanälen unmittelbar nach der Anwendung, soweit wie möglich auszuschließen (**Abb. 13**). Nach dem Instrumentenabwurf bzw. der Instrumentenablage wird das kontaminierte Material vom Einsatzort, d. h. Operationssaal bzw. Behandlungsraum, zur Aufbereitung transportiert.

Komponenten der Motorensysteme müssen unmittelbar nach Gebrauch unter Beachtung der Herstellerangaben zerlegt werden. Die Oberfläche von Teilen, die nicht zerlegt werden können, ist mit einem Desinfektionsspray einzusprühen oder mit einem flusenfreien, Reinigungsmittel-getränkten Tuch abzuwischen. Damit werden Inkrustierungen und Verklebungen vermieden.

Starre Endoskope bzw. Stablinsenoptiken werden nach Möglichkeit zerlegt und in gesonderten Behältnissen aufbewahrt. Entsprechende Instrumente mit Hohlräumen müssen sofort aufbereitet werden, da angetrocknete Rückstände ansonsten die Kanäle verstopfen. Auch können angetrocknete Rückstände in Gelenken die Funktionsfähigkeit beeinträchtigen. Da dies unmittelbar nach der endoskopischen Untersuchung erfolgen muss, bezeichnet man diesen Vorgang auch als Vorreinigung.

Bei flexiblen Endoskopen muss unmittelbar nach dem Gebrauch das Einführungsteil bzw. die Außenhaut des Fiberskops von groben Verunreinigungen befreit werden, d. h. es muss ebenfalls eine Vorreinigung durchgeführt werden. Dazu wird ein mit Desinfektionslösung getränktes Einmaltuch verwendet. Das Fiberskop wird mit einem flusenfreien, in Instrumentendesinfektionslösung getränkten Tuch abgewischt oder mit einer Handbrause abgespült. Auch hier müssen zum Vermeiden von Verstopfungen und Inkrustierungen die Absaugkanäle gespült werden. Das distale Ende wird – wenn eine Absaugung vorhanden ist – in ein Gefäß mit Desinfektionslösung getaucht und dann die Absaugung betätigt. Vor der weiteren Aufbereitung ist der Dichtigkeitstest entsprechend den Herstellerangaben durchzuführen.

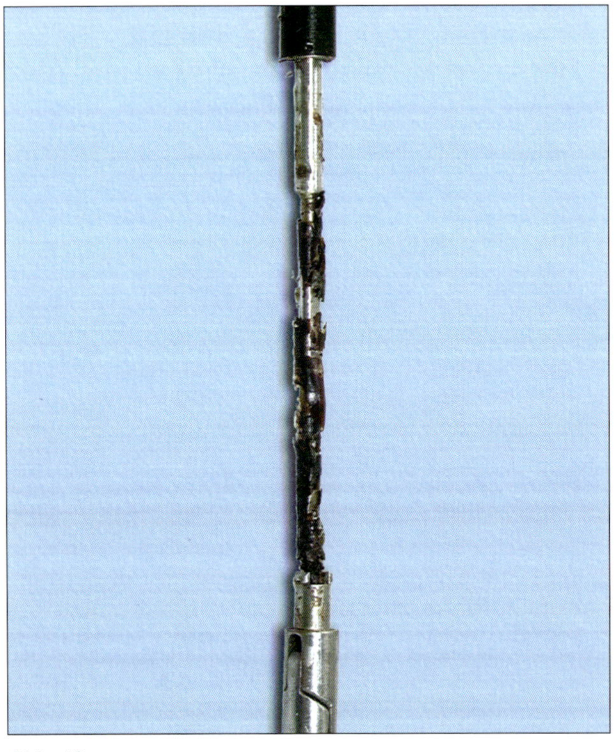

Abb. 13
Inkrustierungen am Innenteil eines chirurgischen Instruments.

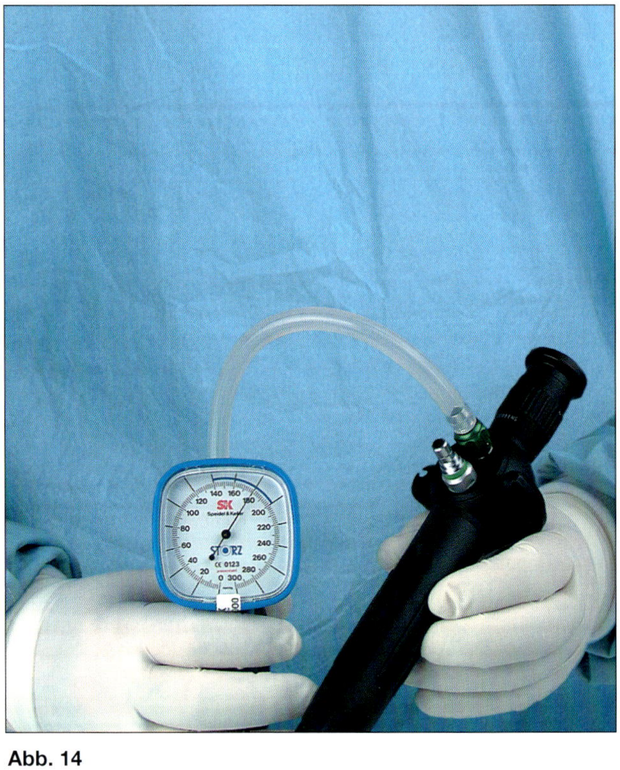

Abb. 14
Durchführung des Dichtigkeitstests bei einem Fiberskop

Sofort nach Gebrauch werden dadurch Perforationen oder undichte Bereiche rechtzeitig erkannt und teure Folgeschäden, die durch das Eindringen von Flüssigkeit entstehen können, vermieden. Zur Durchführung des Dichtigkeitstests wird das Prüfgerät bzw. Manometer an den Entlüftungsstutzen des Fiberskops angeschlossen, aufgepumpt, etwa 30 Sek. abgewartet und dann wieder entlüftet (**Abb. 14** und **15**).

Eine Instrumentennassablage ist bei Instrumenten aus Behandlungsräumen, Stationen und auch septischen Operationssälen erforderlich. Die Nassablage ist auch dann notwendig, wenn Instrumente längere Zeit gelagert werden müssen, bevor sie schließlich gereinigt werden. Grundsätzlich gilt, dass eine Nassablage nach Möglichkeit vermieden werden sollte.

Die Instrumente lassen sich zwar nach längerer Ablage leichter reinigen, als wenn eine Trockenentsorgung erfolgt wäre, das Inkrustieren von Operationsrückständen, wie Blut, Gewebereste und Eiter wird jedoch nicht wie bei der Trockenentsorgung verhindert. Der Vorgang sollte durch Zugabe von selbsttätigen Desinfektions- und Reinigungsmitteln unterstützt werden. Allerdings mindert die Nassablage das Infektionsrisiko für Patienten bzw. Personal und die Hospitalismusgefahr. Instrumente, wie Scheren, Klemmen und Nadelhalter, sind in geöffnetem Zustand einzulegen. Der Transport des kontaminierten Instrumentariums vom Operationssaal zum Ort der Aufbereitung ist in verschlossenen Entsorgungsbehältern durchzuführen.

Bei der Pflege und Wartung von Instrumenten für die HNO-ärztliche Spiegeluntersuchung sollten folgende Aspekte beachtet werden: In der täglichen Sprechstunde fallen mitunter sehr viele Untersuchungsinstrumente an. Die Instrumente sind zwar teilweise durchaus robust (Nasenspekulum, Mundspatel), teilweise aber auch sehr empfindlich (Spiegel, Ösen, Häkchen, Sonden). Obwohl moderne Einheiten einen sogenannten Abwurfschacht aufweisen, sollte man darauf achten, dass schwere Nasenspekula nicht auf die z. T. leicht verformbaren Kehlkopfspiegel geworfen werden. Daher ist die Verwendung von Extraschalen oder getrennten Behältern empfehlenswert.

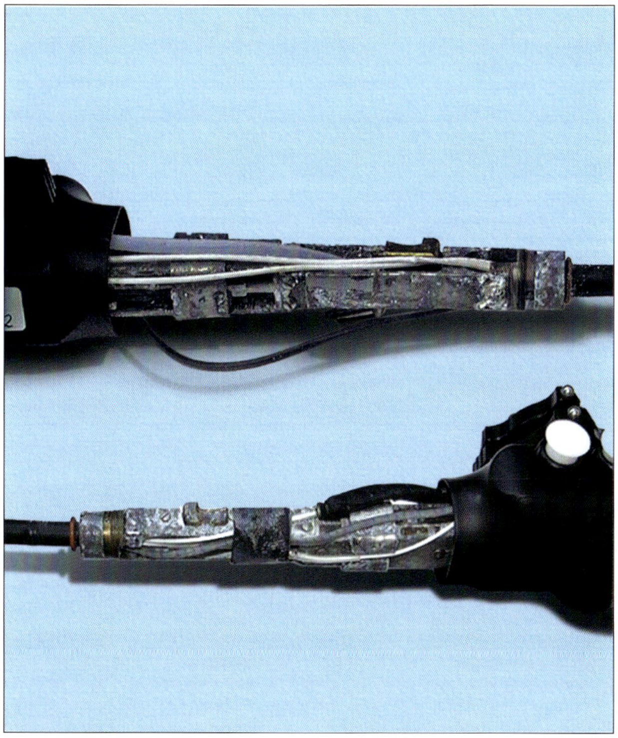

Abb. 15
Korrosionsschaden im Bedienungsteil eines Fiberskops

5. Reinigung und Desinfektion

Ziel der Reinigung ist die möglichst rückstandsfreie Entfernung von organischem Material und von Arzneimitteln, da der Desinfektions- oder Sterilisationserfolg durch Rückstände beeinträchtigt werden kann. Die Desinfektion schließt sich der Reinigung an.

Unter Desinfektion („Entseuchung") versteht man die Abtötung aller pathogenen Keime, wobei einige widerstandsfähige Bakteriensporen, wie Tetanus, Milzbrand und Gasbrand überleben können. Damit ist desinfiziertes Material nicht steril, da es pathogene Keime enthält.

Sowohl für die Aufbereitung von Instrumenten als auch die Aufbereitung von flexiblen Endoskopen sowie starren Optiken stehen sehr verschiedene Chemikalien zur Verfügung (z. B. Afid, Almyrol, Anioxyde 1000, Aseptisol, Cidex, Deconex, Gigasept, InstruPlus, Korsolex, Peralkan, Perfektan Endo, Sekusept, Stammopur, Wavacide). Bei der Zubereitung und Anwendung der Chemikalienlösungen sind die Herstellerangaben bezüglich Mischungsverhältnis und Einlegedauer genauestens zu beachten.

Merke
Man muss beachten, dass Instrumenten-Sets, Operationsbestecke, Endoskope und andere Arbeitsmittel grundsätzlich als kontaminiert zu betrachten sind. Daher muss das entsprechende Material nach dem Gebrauch umgehend der Reinigung, Desinfektion und Sterilisation zugeführt werden.

Eine Desinfektion ist selbstverständlich auch dann erforderlich, wenn anschließend noch eine Sterilisation erfolgt. Auch kann eine ausschließliche Reinigung der kontaminierten Instrumente nicht die Desinfektion ersetzen. Fabrikneue Instrumente sind vor der Sterilisation ebenfalls zu reinigen. Operationsrückstände können Mikroorganismen so umschließen, dass die Keime vor der Abtötung geschützt und bei der Sterilisation in Form von Verkrustungen auf der Oberfläche „eingebrannt" werden. Diese Rückstände führen dann zu Verfärbungen und Korrosion (**Abb. 16**). Da es bei höheren Temperaturen zur Koagulation der Eiweißteile kommt, soll die für die Reinigung verwendete Wassertemperatur 45° nicht übersteigen. Zu den weiteren Anwendungsgebieten

Einteilung der Desinfektions- bzw. Reinigungsmittel		
Wirkstoffe	**Beschreibung**	**Anwendung**
Alkohol	Äthylalkohol und Isopropylalkohol sind schnell wirksame Antiseptika, verursachen Eiweißgerinnung, untere Wirksamkeitsgrenze bei 15–18 %	Desinfektion Händedesinfektion Instrumente
Oxidierende Substanzen	Freisetzung von atomarem Sauerstoff, Ozon, Wasserstoffsuperoxid, Kaliumpermanganat	Desinfektion und Reinigung
Phenol und Derivate	Phenole wirken durch Eiweißgerinnung (oberhalb von 0,5 %), sind toxisch	bedingt zur Desinfektion anwendbar
Aldehyde	aldehydische Desinfektionslösung (z. B. Gigasept®), Formaldehyd	Desinfektion von Endoskopen, Raumdesinfektion
Oberflächenaktive Substanzen	quaternäre Ammoniumverbindungen, Seifen bzw. Detergentien, Wirksamkeit bei hohen Verdünnungen und geringe Desinfektion	Desinfektion

Tabelle 5

der Desinfektion zählen neben den Instrumenten außerdem der Fußboden, die Wände, die Möbel, Gebrauchsgegenstände und medizinische Geräte (**Tabelle 5**).

Bei der Reinigung sind verschiedene Gesichtspunkte zu beachten. Grundsätzlich müssen alle äußeren und inneren Oberflächen für die eingesetzten Reinigungs-, Desinfektions- und Sterilisationsmittel zugänglich sein. Ventile bzw. Hähne müssen geöffnet werden, ebenfalls Gelenkinstrumente. Komplexe Medizinprodukte müssen gegebenenfalls zerlegt werden. Es muss ein wirksames Reinigungsverfahren unter Vermeidung nachhaltiger Kreuzkontaminationen angewendet werden. Bei der Vor- und Hauptreinigung ist sicherzustellen, dass es nicht zur Fixierung von Rückständen am Medizinprodukt kommt, da dadurch die Reinigungs-, Desinfektions- und Sterilisationsleistung beeinträchtigt wird.

Man unterscheidet zwischen manuellen und maschinellen Wiederaufbereitungsverfahren.

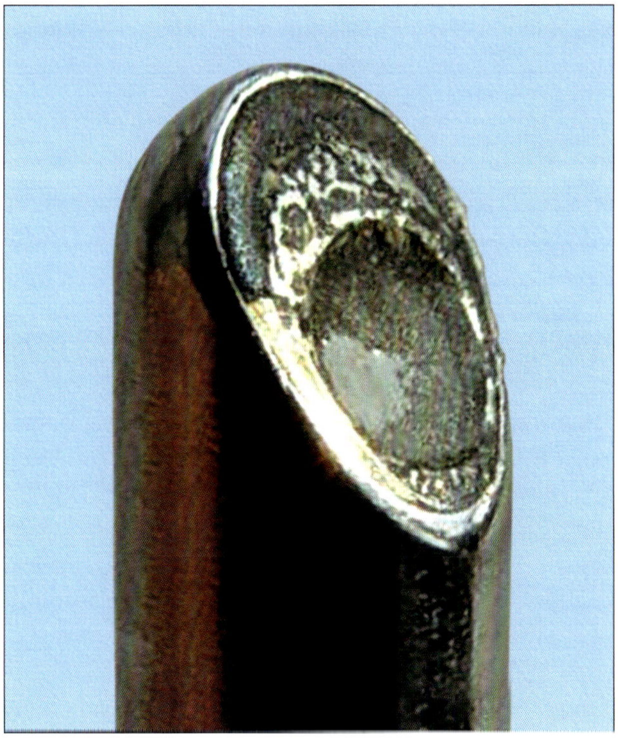

Abb. 16
Inkrustierte und braun verfärbte organische Rückstände am distalen Ende eines Endoskops.

5.1 Manuelle Aufbereitung

Die manuelle Aufbereitung kann durch Nass- oder Trockenentsorgung gewährleistet werden. Durch die Nassentsorgung wird einmal eine Keimverschleppung in den Operationsräumen verhindert und das Personal wird geschützt. Außerdem wird ein Antrocknen von Blut, Geweberückständen, Eiter u. a. verhindert. Allerdings bedarf die manuelle Instrumentenreinigung großer Sorgfalt.

Bei der Reinigung bzw. Desinfektion von Instrumenten trägt das Personal selbstverständlich Schutzhandschuhe.

Die manuelle Aufbereitung hat eine Reihe von Nachteilen:

- ein standardisiertes Vorgehen ist nicht sichergestellt
- latente Infektionsgefahr für das Personal
- bindet personelle Ressourcen
- Umgang mit offenen Desinfektionsmitteln ist zum Teil toxikologisch nicht ungefährlich (z. B. Aldehyde) bzw. birgt Gesundheitsrisiken (allergische Risiken)

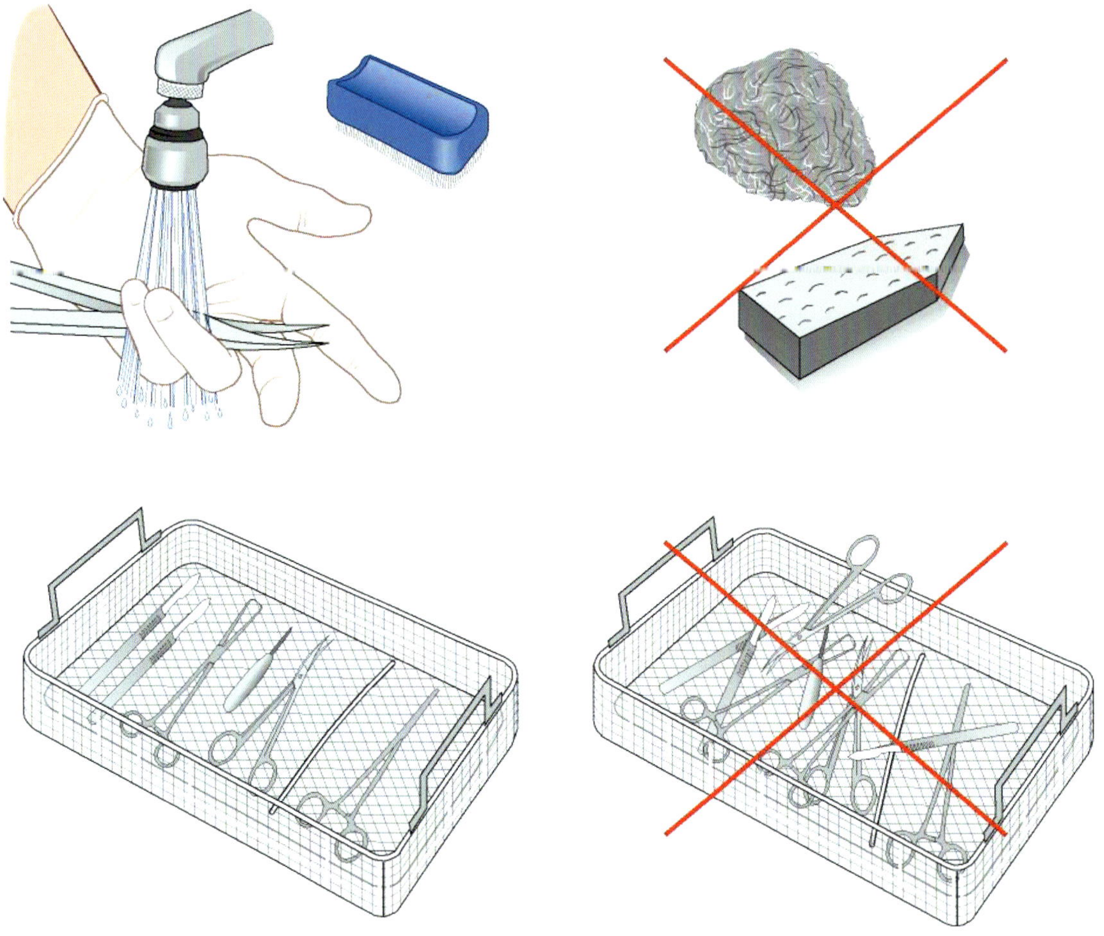

Abb. 17
Instrumentenreinigung: Reinigung durch Bürsten oder weiche Nagelbürsten. Niemals Stahlwolle oder Metallbürsten verwenden. Instrumente immer ordentlich einsortieren.

Die manuelle Reinigung kommt bei solchen Instrumenten zur Anwendung, die keine maschinelle Reinigung zulassen (**Abb. 17**). Dazu zählen beispielsweise Mikroinstrumente. Als Lösung sollte eine Kombination aus einem Reinigungs- und Desinfektionsmittel verwendet werden. Eine entsprechende Desinfektionswirkung muss vorhanden sein. Die Herstellerangaben zur Einwirkdauer und Konzentration müssen entsprechend beachtet werden. Es sind täglich frisch angesetzte Desinfektions- und Reinigungslösungen zu verwenden, andernfalls besteht die Gefahr von Korrosion und verminderter Desinfektionswirkung infolge der Schmutzbelastung sowie das Risiko einer Konzentrationserhöhung durch Verdunstung.

Werden pulverförmige Produkte verwendet, ist immer zuerst die Lösung anzusetzen. Zuerst ist das Pulver aufzulösen, dann sind die Instrumente einzulegen.

Bei Instrumenten, die nicht aus Edelstahl gefertigt sind, sind besonders die Herstellerhinweise zur Materialverträglichkeit zu beachten. Bei der nachfolgenden Aufbereitung sind die selben Desinfektions- und Reinigungsmittel anzuwenden, damit Wechselwirkungen und nachfolgende Materialprobleme vermieden werden können (**Abb. 18**).

Mikroinstrumente sind empfindlich gegenüber mechanischen Einwirkungen. Ursächlich spielen vor allem ungeeignete Reinigungsinstrumente (Metallbürsten, Scheuermittel), große Kraftanwendung und Anstoßen, Fallenlassen oder „Abwerfen“ eine Rolle.

Instrumente mit atraumatischer Zahnung oder Bohrer, die bereits maschinell gereinigt oder mit Ultraschall behandelt wurden, müssen häufig nachgereinigt werden. Für diese Reinigungsarbeiten dürfen ausnahmsweise und beispielsweise nur zur Reinigung der Maulflächen spezielle Metallbürsten verwendet werden. Diese Bürsten bestehen aus feinen Messingdrähten und einem Schieber. Durch Verstellen des Schiebers lässt sich ein hartes oder weiches Bürsten einstellen (**Abb. 19**).

Die einzelnen Bestandteile von Motorensystemen müssen äußerlich mit einem in Desinfektions- und Reinigungsmittel getränkten flusenfreien Tuch abgewischt werden. Eine weiche Bürste kann ebenfalls verwendet werden. Nach dem Einsprühen mit einem Desinfektionsspray sind die Oberflächen mit einem Tuch abzuwischen. Auf keinen Fall dürfen Teile von Motorensystemen in ein Tauchbad oder in eine Lösung gelegt werden. Eventuell eingedrungene Flüssigkeit muss sofort wieder entfernt werden, indem die Öffnung nach unten gehalten wird.

5.2 Maschinelle Aufbereitung

Bei der maschinellen Aufbereitung ist eine Trockenentsorgung der Nassentsorgung vorzuziehen. Rückstände in Form von Proteinen aus der Nassentsorgung können nämlich bei der maschinellen Aufbereitung die nachfolgenden Arbeitsgänge stören. Hierbei besteht die Gefahr der Proteinfixierung, was von der Temperatur des Reinigungskonzentrats abhängt. Ein Desinfektionsmittel mit schaumarmer Reinigungskomponente (Tenside) ist zu verwenden oder es muss eine gründliche Spülung erfolgen. Schaum im Reinigungs- bzw. Desinfektionsautomaten kann das Ergebnis der Reinigung beeinträchtigen. Das ist auch dann zu beachten, wenn Instrumente wegen **Inkrustierungen an Geräten** für die Hochfrequenzchirurgie oder anhaftenden Rückständen im Tauchbad mit oder ohne Ultraschall vorbehandelt wurden (**Abb. 20**).

Bei der maschinellen Reinigung bzw. Desinfektion werden Automaten, Waschmaschinen oder Waschstraßen verwendet. Hierbei kann man zwischen chemischen und chemothermischen Verfahren differenzieren. Die Angaben der Gerätehersteller sind unbedingt zu beachten.

Die Desinfektion in Reinigungs- und Desinfektionsautomaten erfolgt vor allem rein thermisch, wobei die Relation Temperatur- bzw. Zeitwirkung berücksichtigt wird. Prinzipiell unterscheidet man die Verfahren nach seuchenhygienischen und allgemeinhygienischen Gesichtspunkten.

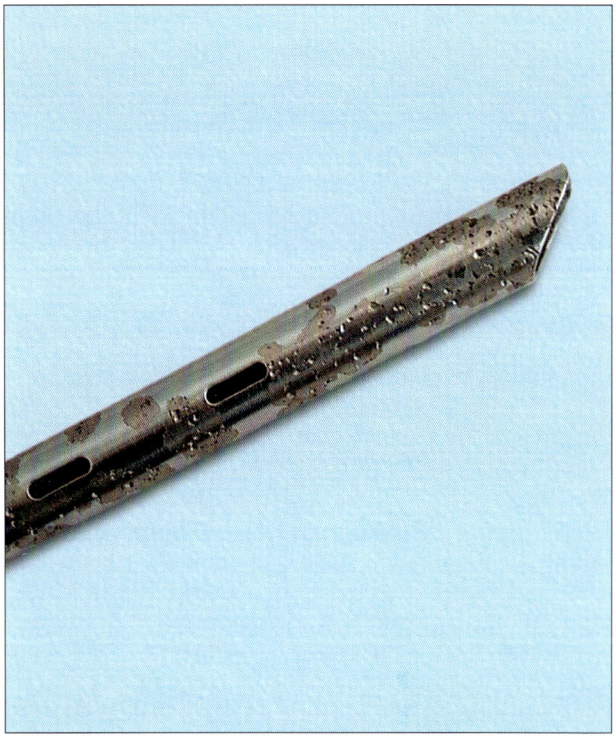

Abb. 18
Verfärbungen, Anrostungen und Inkrustierungen an einem unsachgemäß aufbereiteten Schaft.

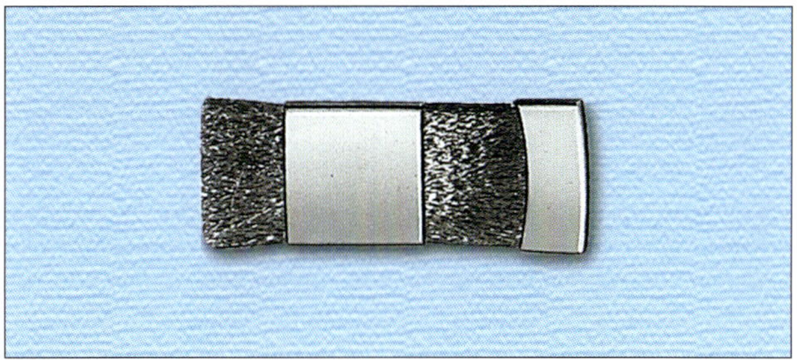

Abb. 19
Drahtbürste zum Reinigen der Bohrer von anhaftendem Knochenmehl

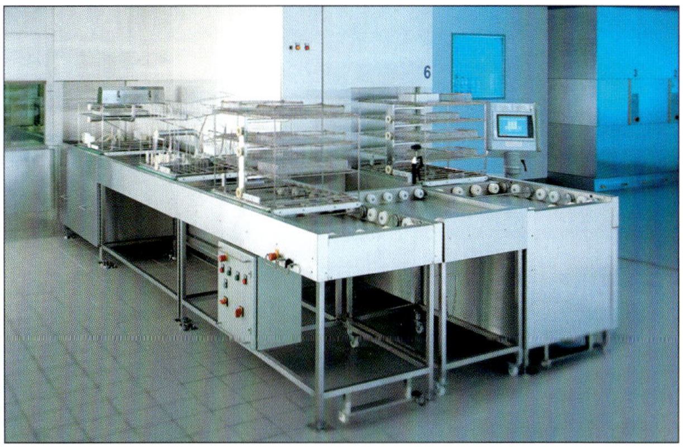

Abb. 20*
Anlage zur maschinellen Reinigung

*) Quelle: BHT Hygienetechnik GmbH, Messerschmittstr. 11, D-86368 Gersthofen

Bei den Verfahren unter seuchenhygienischen Aspekten werden vorzugsweise alkalische Reinigungsmittel eingesetzt. Hierbei erfolgt die Reinigung und die Desinfektion in der ersten Spülphase vor dem erstmaligen Abpumpen.

Unter allgemeinhygienischen Aspekten wird dagegen in getrennten Spülphasen zuerst gereinigt und danach desinfiziert. Die Reinigungsmittel und die Verfahren müssen dabei aufeinander abgestimmt sein.

Die gute Reinigung bei der Aufbereitung dient auch besonders der Werterhaltung. Im Rahmen der allgemeinen Infektionsprophylaxe sind solche Verfahren einzusetzen, die reinigungsoptimiert sind und bei denen die Reinigung getrennt von der Desinfektion durchgeführt werden kann.

Bei der Verwendung von Reinigungs- und Desinfektionsmitteln bzw. Chemikalien sind die Herstellerangaben bezüglich Einwirkungsdauer, Konzentration und Temperatur genau zu befolgen. Nur dadurch ist es möglich, das Material so schonend wie möglich bei einwandfreier Reinigungs- und Desinfektionsqualität zu behandeln. Dabei muss die automatische Flüssigkeitsdosierung kontrollierbar sein (**Abb. 21** und **22**).

Instrumente sind in den Reinigungsbehältern rüttelfest zu lagern. Das ist speziell bei empfindlichen Instrumenten zu beachten, für die es besonders geeignete Instrumentenhalterungen gibt (**Abb. 23**). Die Instrumente müssen entsprechend ihrer mechanischen Empfindlichkeit gelagert werden, damit Beschädigungen ausgeschlossen werden. Daher sollten auch Mikroinstrumente manuell gereinigt werden, damit die empfindlichen Spitzen und Teile nicht beschädigt werden (**Abb. 23**).

Die aufzubereitenden medizinischen Instrumente und Geräte müssen in der Aufbereitungsmaschine so platziert werden, dass alle Flächen von der Aufbereitungsflotte erreicht bzw. erfasst werden kann. Dies bedeutet, dass alle Instrumente und Geräte, falls vom Hersteller vorgeschrieben, entsprechend auseinandergenommen werden müssen. Instrumente mit Kanälen müssen über die entsprechenden Anschlüsse und Schläuche an die Aufbereitungsmaschine angeschlossen werden. Die Siebschalen dürfen nicht überladen werden, damit die Instrumente gut umspült werden. Instrumente mit Hohlräumen müssen über spezielle Spülansätze gespült werden.

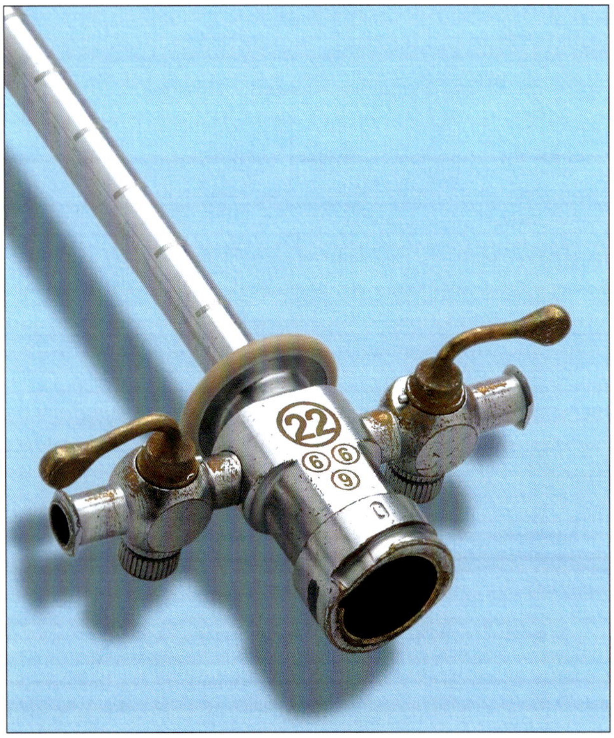

Abb. 21
Ablösung der Chromschicht durch alkalische Reinigung

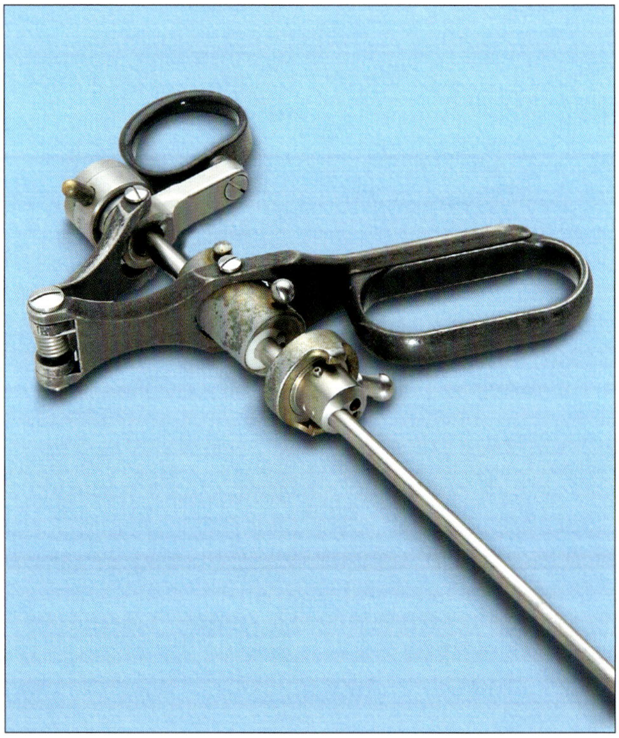

Abb. 22
Die Eloxal-Schicht am Griff wurde durch starke alkalische Reinigung entfernt

Zangen und Scheren werden in geöffnetem Zustand in die Maschine eingelegt, so dass eine ausreichende Umspülung gewährleistet ist. Hierbei können spezielle Griffteileklammern benutzt werden, die eine offene Stellung der Branchen während der Reinigung sicher stellen.

Endoskope werden vorzugsweise in speziellen Aufbereitungskörben, die eine mechanische Beschädigung während der Reinigung verhindern, maschinell aufbereitet.

Bei stark verschmutzten Instrumenten ist gegebenenfalls eine manuelle Reinigung anzuschließen.

Nach Beendigung des Reinigungsvorgangs erfolgt die Nachspülphase. Bei der Schlussspülung sollte nur demineralisiertes oder destilliertes Wasser verwendet werden. Zum Abschluss werden die Instrumente sofort der Maschine entnommen, da durch den Verbleib in der geschlossenen Maschine Korrosion auftreten kann. Bei nicht ausreichender Trocknung durch Eigenwärme ist gegebenenfalls nachzutrocknen.

Motorensysteme können nur dann maschinell aufbereitet werden, wenn der Hersteller dies ausdrücklich erlaubt und entsprechende Halterungen dafür vorhanden sind.

Das trifft auch für Stablinsenoptiken zu. Die maschinelle Aufbereitung darf nur mit einem dafür ausgewiesenen Reinigungs- und Desinfektionsautomaten erfolgen.

Flexible Endoskope sollten nur in speziellen Automaten gereinigt werden. Die Herstellerangaben müssen unbedingt befolgt werden. Vorher ist der Dichtigkeitstest durchzuführen. Innere Kanäle müssen durchgespült werden und die Endoskope müssen entsprechend gelagert werden können. Da die Hauptschwachpunkte und größten Fehlerquellen bei der manuellen Reinigung die Kanäle darstellen, müssen aus hygienischer Sicht auch Endoskope mit Kanälen maschinell aufbereitet werden. Nach der Schlussspülung mit sterilem demineralisierten Wasser sollten die flexiblen Endoskope maschinell getrocknet werden. Bei Endoskopen, die über keine Kanäle verfügen, ist die manuelle Aufbereitung ausreichend.

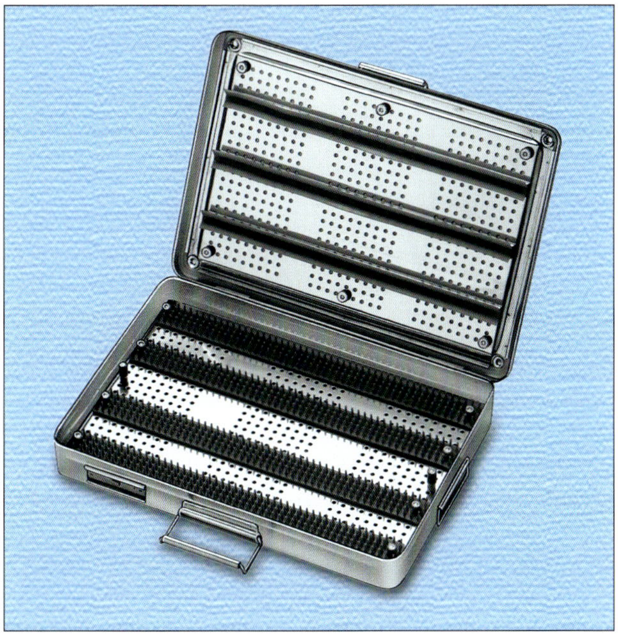

Abb. 23
Metallcontainer für Sterilisation und Aufbewahrung (mit Silikonnoppenstreifen)

5.3 Ultraschallreinigung

Ultraschall ist vor allem zur Reinigung von Instrumenten aus Edelstahl geeignet und kann die Reinigungsleistung erhöhen. Gerade mechanisch empfindliche Instrumente, die aber auf speziellen Halterungen gelagert werden müssen, können durch Ultraschall schonend und gründlich gereinigt werden. Bei der Ultraschallreinigung wirken die Ultraschallwellen mit einer Frequenz von ca. 40 KHz über das Reinigungsbad direkt auf den Schmutz der Instrumente, der dabei abgestoßen wird. An der Unterseite der Wanne sind hierbei Ultraschallschwinger angebracht. Leistungsfähige Ultraschallanlagen lösen angetrocknete Verschmutzungen auch an schwer zugänglichen Bereichen.

Die Ultraschallbehandlung kann also dann eingesetzt werden, wenn das manuelle Reinigungsprogramm effektiv mechanisch unterstützt werden soll und wenn Instrumente mit angetrockneten Verschmutzungen vor der maschinellen Reinigung und Desinfektion vorbehandelt werden sollen. Die Reinigung kleiner chirurgischer Instrumente mit feinen Bohrungen und Zähnchen erfolgt durch Ultraschall effektiver. Die mechanische Säuberung beispielsweise mit Bürsten ist nicht nur zeitaufwendig, sondern auch unvollständig. Hierbei verbleiben Schmutzreste vor allem an den feinen Zähnen oder Gelenken. Außerdem kommt es zu mechanischen Schädigungen.

Um die Wirkung des Ultraschalls zu optimieren, sollten die folgenden Hinweise beachtet werden:

Das Bad muss entsprechend den Herstellerangaben gefüllt werden. Dem Wasser muss ein geeignetes Reinigungs- bzw. Desinfektionsmittel zugesetzt werden, wobei die Konzentration, Temperatur und Beschallungsdauer gemäß Herstellerangaben aufeinander abgestimmt sein müssen. Eine Wassertemperatur von über 40° C wird empfohlen, weil dadurch die Entgasung und somit die Reinigungswirkung gefördert wird. Bei ordnungsgemäßer Verwendung eines geeigneten Mittels tritt auch bei höherer Temperatur keine Eiweißkoagulation auf.

Durch Beachtung grundsätzlicher Maßnahmen können bei richtig angesetztem Reinigungsbad weitere Fehler vermieden werden:

Die Instrumente sind rüttelfest zu lagern, so dass sie einander nicht berühren bzw. beschädigen können. Die Reinigungslösung muss die Instrumente vollständig bedecken. Instrumente mit Schloss sind auch hier in geöffnetem Zustand einzulegen. Die Instrumente dürfen nur auf Siebschalen, wie z. B. Drahtsiebschalen gelagert werden, die die Wirkung des Ultraschalls nicht beeinträchtigen. Nach der Beschallung muss das Reinigungsgut mit demineralisiertem Wasser gründlich ab- bzw. nachgespült werden. Die Reinigung von Mikroinstrumenten im Ultraschallbad sollte nicht zusammen mit Makroinstrumenten erfolgen.

Die Komponenten von Motorensystemen, starren Endoskopen bzw. Stablinsenoptiken, flexiblen Endoskopen sowie sonstigen Instrumenten mit optischen Bauteilen aus Glas dürfen nicht im Ultraschallbad behandelt werden. Jedoch können Zubehörteile (einfache Werkzeuge, Ventile, Kappen, Zangen) im Ultraschallbad gereinigt werden.

5.4 Aufbereitung von Endoskopen

Aufgrund konstruktiver Besonderheiten von Endoskopen und endoskopischem Zusatzinstrumentarium werden diese als Medizinprodukte mit erhöhten Anforderungen an die Aufbereitung eingestuft.

Desinfizierte Gegenstände können a priori nicht als keimfrei angesehen werden, da viele Sporen und Viren bei der Desinfektion nicht oder nur unvollständig abgetötet werden. Das muss bei den thermolabilen Endoskopen und auch Instrumenten bzw. Arbeitsmitteln beachtet werden. Aus diesem Grund müssen Gegenstände, die mit dem Patienten in Berührung gelangten, im Operationsbereich waren, mit Wunden bzw. Blut in Kontakt kamen oder die Schleimhaut penetrierten, immer auch sterilisiert werden. Ausnahmen sind nur dann gerechtfertigt, wenn Sterilisationsverfahren aus bestimmten Gründen nicht angewendet werden dürfen oder brauchen. Diese Gegenstände benötigen dann eine wirksame Desinfektion.

Prinzipiell kann man zwischen manuellen, teilmaschinellen und maschinellen Aufbereitungsverfahren unterscheiden. Bei der teilmaschinellen Aufbereitung wird neben der manuellen Reinigung ein Desinfektionsgerät eingesetzt, während die maschinelle Endoskopaufbereitung im Reinigungs- und Desinfektionsgerät (RDG-E) – früher als Endoskopreinigungs- und Desinfektionsautomat (ERDA) bezeichnet – erfolgt.

Da starre Endoskope bzw. Stablinsenoptiken und flexible Endoskope z. T. schwierig zu reinigende Hohlräume besitzen, ist eine sorgfältige Aufbereitung notwendig. Entsprechend sind sie ggf. zu zerlegen.

Die sorgfältige Aufbereitung erfordert ggf. das Abnehmen von Dichtungen, Öffnen von Hähnen und das Zerlegen der Endoskope entsprechend der Herstellerangaben.

Merke

Damit die Keime bei der Reinigung nicht versprüht werden, sollten Hohlräume und Kanäle immer unter dem Wasserspiegel der Reinigungslösung durchgespült bzw. -gebürstet werden.

Neben Reinigung, Desinfektion und Spülung führt man bei den Endoskopen noch eine Vorreinigung durch, die unmittelbar im Anschluss an die endoskopische Untersuchung durchgeführt werden soll, also während das Endoskop noch an der Lichtquelle und Absaugpumpe angeschlossen ist. Ziel ist es, ein Antrocknen von organischem Material und chemischen Rückständen im Kanalsystem oder an den Außenteilen des Endoskops zu vermeiden und eine Kontamination des Umfelds zu verhindern.

Bei nicht sachgerechter Aufbewahrung oder Transport von korrekt aufbereiteten Endoskopen kann es zu einer Rekontamination kommen (**Tabelle 6**).

Infektionsquellen und Infektionsursachen bei endoskopischen Untersuchungen	
Infektionsquelle	**Ursache**
Infektion des untersuchten Patienten	Patient mit bekannter Infektionskrankheit (z. B. Salmonellose, Hepatitis B oder C, Tuberkulose); opportunistische Erreger bei Patienten mit Immunsuppression; Patient mit asymptomatischer Infektion (z. B. Salmonellen-ausscheider, Hepatitis B- oder C-Virusträger)
Mängel bei verwendeten Aufbereitungsverfahren	Verwendung von nicht geeignetem sowie inkompatiblem Reinigungs- oder Desinfektions-mittel; zu geringe Konzentration oder zu kurze Einwirkzeit; kontaminiertes Reinigungs- und Desinfektionsmittel (durch zu lange Standzeit oder kontaminierte Dosieranlage); kontaminierte Schlauchsysteme oder Reinigungs-Desinfektions-Geräte; kontaminierte Spülflüssigkeit; Fixierung von organischem Material oder Inkrustierung von Mikroorganismen
Mängel oder konstruktive Besonderheiten des Kanalsystems des Endoskops	Bildung eines mikrobiellen Biofilms in den Endoskopkanälen; Perforation des Instrumentier-kanals mit Übertritt von Mikroorganismen; englumige oder verzweigte bzw. einer Bürsten-reinigung nicht zugängliche Kanäle
Mängel des endoskopischen Zusatz-instrumentariums und Optikspülsystems	nicht korrekt aufbereitetes Zusatzinstrumentarium; kontaminiertes Wasser zur Befüllung der Optik-spülflasche; Bildung eines mikrobiellen Biofilms in der Flasche oder Ansatzschlauch des Optik-spülsystems durch falsche Aufbereitung
Fehler bei Aufbewahrung oder Transport des Endoskops	unzureichende Trocknung nach Aufbereitung (Vermehrung von Wasserbakterien, z. B. Pseudo-monas spp., Legionella spp.); Aufbewahrung und Transport des Endoskops im Versandkoffer; nicht rekontaminationsgeschützte Lagerung (z. B. offen hängend im Untersuchungsraum) oder ungeschützter Transport (zu Untersuchungen außerhalb des Endoskopieraumes)

Tabelle 6

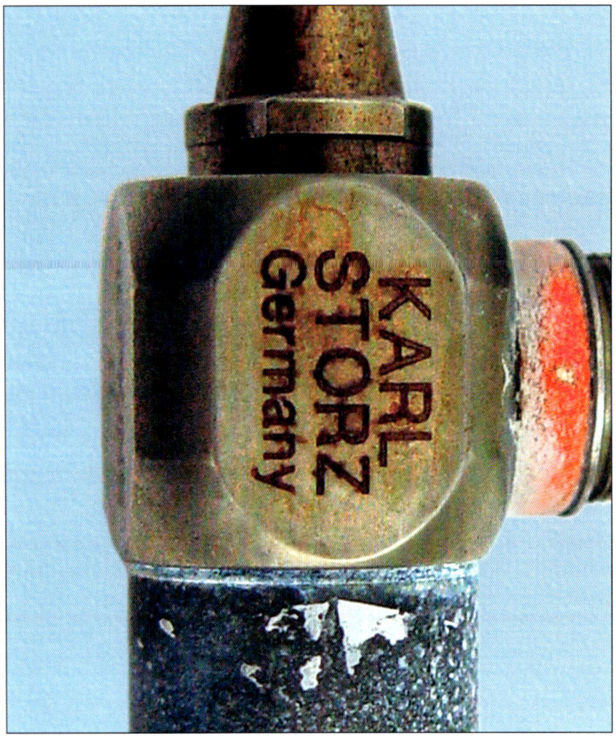

Abb. 24
Auflösung von Leichtmetall durch alkalische Reinigung

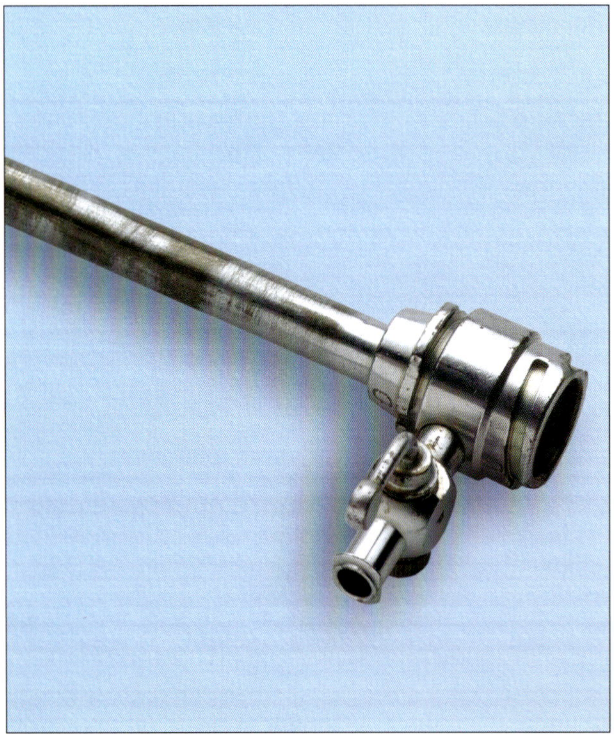

Abb. 25
Schäden an einer Trokarhülse durch Verwendung eines falschen Maschinenreinigungsmittels

5.4.1 Stablinsenoptiken

Stablinsenoptiken können sowohl manuell als auch maschinell aufbereitet werden. Die Herstellerangaben sind unbedingt zu beachten (**Abb. 24**).

Da Stablinsenoptiken sehr empfindlich sind, können sie bei der manuellen Reinigung in ihrer Funktion beeinträchtigt werden. Das ist besonders bei Beseitigung von angetrockneten Blutrückständen o. Ä. zu beachten. Metallbürsten, Scheuermittel, zu große Kraftanwendung, Fallenlassen der Instrumente oder „Abwerfen" sind zu vermeiden. Als Reinigungsmittel werden daher Kunststoffbürsten, weiche flusenfreie Tücher, feine Mulltupfer, in Alkohol oder Aceton getränkte Stiltupfer und Reinigungspistolen verwendet. Auf keinen Fall dürfen die distalen und proximalen Oberflächen mit scharfen metallischen Instrumenten, wie Skalpell, Rasparatorium oder Pinzette abgekratzt werden, da sonst die Glasfaserenden bzw. Deckgläser beschädigt werden. Entsprechende Verschmutzungen werden mit einem in Alkohol getränkten Läppchen oder Stiltupfer beseitigt. Seifenreste sind zu entfernen.

Auch die Lichtaustrittstellen an den Endoskopen und den Lichtleitkabeln müssen entsprechend gesäubert werden. Es empfiehlt sich dabei die Reinigung mit reinem Alkohol. Werden die Lichtaustrittstellen nicht gründlich gesäubert, so kann die Lichtstärke mit der Zeit deutlich vermindert sein. Bei starken Verschmutzungen muss das wiederholt durchgeführt werden. Ein Endoskop, das nach dem ersten Reinigungsversuch etwas blind erscheint, muss nicht immer defekt sein.

Beim Einlegen in die Reinigungslösung ist darauf zu achten, dass durch Bewegungen die Luftblasen aus den Hohlräumen entweichen. Nach der Reinigung werden die Endoskope mit demineralisiertem Wasser abgespült und getrocknet.

Endoskope mit Spülanschluss, die sich nicht zerlegen lassen, müssen hinreichend mit Reinigungs- bzw. Desinfektionslösung durchgespült werden. Auf einen ausreichenden Durchfluss zum distalen Ende ist zu achten (**Abb. 26**).

Endoskope, bei denen sich die Rückstände trotz intensiver Reinigung nicht entfernen lassen, müssen aussortiert werden, da deren Funktion nicht mehr gewährleistet ist.

Bei starren Endoskopen dürfen nur solche Teile maschinell aufbereitet werden, die vom Hersteller dafür freigegeben wurden. Die Endoskope müssen nach Herstellerangaben zerlegt werden, wobei die Dichtungen zu entfernen und die Hähne zu öffnen sind. Damit es nicht zu Beschädigungen kommt, müssen lose Einzelteile sicher fixiert werden (**Abb. 25**).

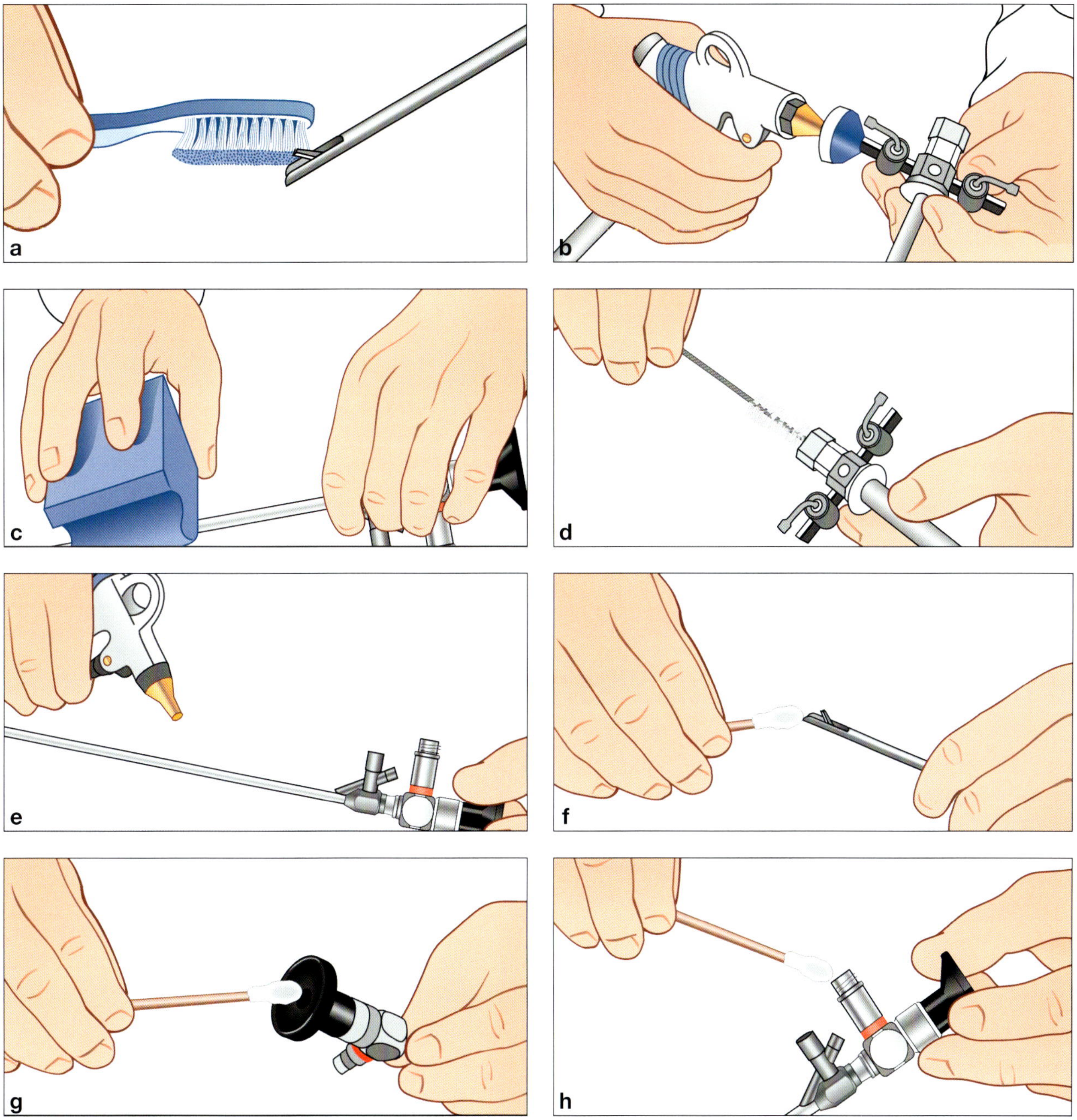

Abb. 26 a – g
Reinigung eines Endoskops

Vollautomatische Aufbereitung von Endoskopen	
Vorteile	• Standardisiertes Verfahren • Hohe Aufbereitungssicherheit • Deutlich geringere Personalbelastung • Geringerer Personalbedarf • Geringere Kontaminationsgefahr • Beschädigungsgefahr für das Endoskop geringer • Bei Schlussspülung keine Gefahr der Rekontamination • Keine Rückstände bei Verwendung von demineralisiertem Wasser • Dokumentation der Prozessparameter
Nachteile	• Hohe Investitionskosten • Bauliche Veränderungen • Nur bei größerer Anzahl an Endoskopen sinnvoll • Wasser- und Energiebedarf höher

Tabelle 7

Die maschinelle Aufbereitung darf nur mit einem nachweislich dafür zugelassenen Reinigungs- und Desinfektionsgerät für Endoskope (RDG-E) unter Anwendung eines entsprechenden Verfahrens durchgeführt werden. Es muss gewährleistet sein, dass Instrumente mit Hohlräumen auch innen durchgespült werden können (**Tabelle 7**).

5.4.2 Flexible Endoskope

Auch bei den Fiberskopen ist eine manuelle oder maschinelle Aufbereitung bzw. Desinfektion und Reinigung möglich. Die Anforderungen an die Aufbereitung sind hierbei als ganz besonders hoch einzustufen (**Tabelle 8**).

Bei den flexiblen Endoskopen bzw. Fiberskopen werden vor der Aufbereitung Ventile und Kappen abgenommen. Erst dadurch wird ein gründliches Säubern ermöglicht. Die Endoskope werden hierbei in eine Wanne mit Instrumentendesinfektions- und Reinigungslösung eingelegt und von außen sorgsam abgewischt. Beachtet werden muss, das zuvor der Dichtigkeitstest durchgeführt wurde (siehe Abschnitt 4: Vorbereitung zur Desinfektion und Reinigung – Instrumentenablage).

Hinweise zur manuellen Aufbereitung flexibler Endoskope	
1. Grobreinigung	• Abwischen des Endoskops von außen, bei Reinigungskanal alle Kanäle mit reinigender Desinfektionslösung durchspülen (dabei flüssigkeitsdichte Handschuhe tragen)
2. Vorreinigung – Vordesinfektion	• Dichtigkeitstest • Ventile testen • Zerlegen der lösbaren Teile und Ventile • Einlegen in reinigende Desinfektionslösung, die je nach Verunreinigung mehrfach zu wechseln ist • Mechanische Bürstenreinigung • Mit Wasser nachspülen
3. Schlussdesinfektion	• Kanalsysteme mit Desinfektionslösung blasenfrei füllen • Endoskop in Desinfektionsmittellösung eintauchen • Bei Aldehydbelastung der Raumluft für Lüftung sorgen • Wechselintervalle mit einem Hygieneverantwortlichen abstimmen
4. Nachspülen zur Entfernung von Desinfektionsmittelrückständen	• Entfernung von Rückständen durch Spülen mit keimfreiem und demineralisierten Wasser (Vermeidung von Rekontamination, Vermeidung von Rückständen, Aqua destillata ist nicht ausreichend) • Benutztes Gefäß muss arbeitstäglich desinfiziert werden
5. Trocknen	• Abtrocknen des Endoskops von außen • Zum Trocknen die Kanäle mit filtrierter Pressluft durchblasen
6. Lagerung	• Trocken und kontaminationsgeschützt aufbewahren

Tabelle 8

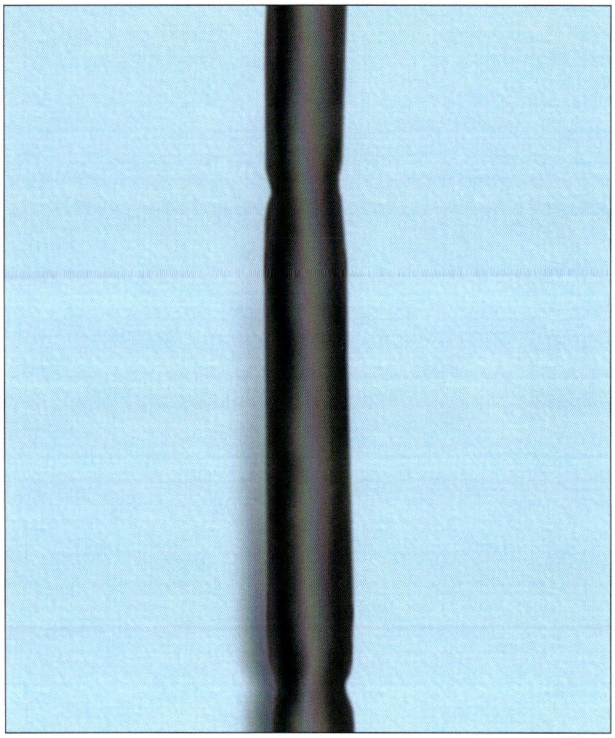

Abb. 27
Quetschungen am Einführungsteil eines flexiblen Endoskops

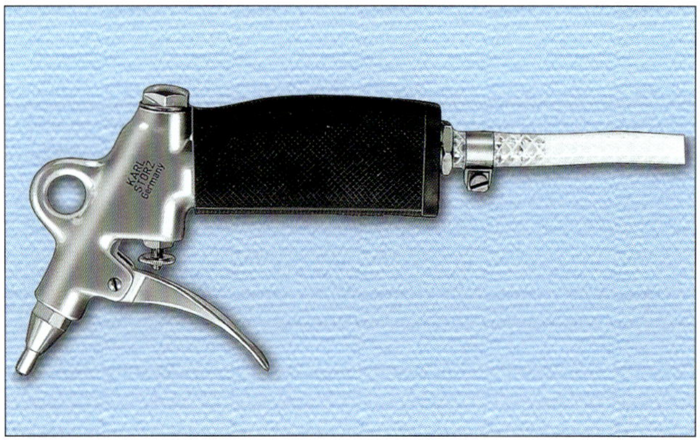

Abb. 28
Reinigungspistole zum Spülen oder Trocknen

Vor allem das Objektiv am distalen Ende ist sorgfältig vor Beschädigungen zu schützen. Man darf damit nicht anstoßen und Verschmutzungen keinesfalls mit scharfkantigen Gegenständen entfernen (**Abb. 27**).

Die entsprechenden Kanäle sind zunächst mit der systemzugehörigen desinfizierten Bürste zu reinigen, wobei die vom Hersteller empfohlene und vom Innendurchmesser des Kanals abhängige Bürstenstärke zu verwenden ist, und dann mit Reinigungslösung durchzuspülen. Die Bürste ist mehrmals durch den Kanal zu ziehen. Verwendete Reinigungsbürsten sind nach jeder Benutzung im Ultraschallbad zu reinigen und anschließend zu desinfizieren. Instrumente oder Reinigungsbürsten dürfen nicht gewaltsam durch die Kanäle geführt werden, da dies zu Materialschäden führen kann. Das gilt vor allem dann, wenn die Spitze des Instruments abgewinkelt ist. Dazu können je nach Hersteller auch Handpumpen eingesetzt werden. Das distale Ende, wie auch das gesamte Endoskop, ist besonders sorgfältig zu säubern. Nach der Vorbehandlung sind die Endoskope von außen und die Arbeitskanäle ausreichend mit Wasser zu spülen. Danach werden die Fiberskope in die Wanne mit Desinfektionslösung gelegt und sämtliche Kanäle gefüllt. Dabei können Hilfsmittel in Form einer Handpumpe verwendet werden. Die Einwirkungsdauer und die Anwendungskonzentration richten sich nach den Angaben des Herstellers.

Anschließend werden nach der chemischen Desinfektion die Außenflächen und sämtliche Kanäle des Endoskops gespült, so dass keine Rückstände verbleiben. Die Verwendung von demineralisiertem Wasser ist zu empfehlen. Eine zusätzliche Sterilfiltration des Wassers schließt eine unerwünschte Rekontamination aus.

Nach der chemischen Desinfektion und dem rückstandsfreien Spülen wird das flexible Endoskop mit einem entsprechenden Tuch getrocknet. Das Trocknen der Kanäle erfolgt mit einer mitgelieferten Handpumpe oder durch sterilgefilterte Druckluft. Durch letztere wird eine unerwünschte Kontamination vermieden (**Abb. 28**).

Die maschinelle Aufbereitung von flexiblen Endoskopen kann nur in speziellen Automaten erfolgen. Die üblichen Desinfektions- und Reinigungsautomaten sind dafür nicht geeignet. Werden flexible Endoskope vor der maschinellen Aufbereitung desinfiziert, so dürfen nur oberflächenaktive schaumarme Substanzen (Tenside) verwendet werden, denn eine Schaumentwicklung im Automaten würde die Reinigungs- und Desinfektionswirkung beeinträchtigen.

Auch vor der maschinellen Aufbereitung von flexiblen Endoskopen muss zunächst ein Dichtigkeitstest entsprechend den Herstellerangaben durchgeführt werden. Es gibt Aufbereitungsmaschinen, die den Dichtigkeitstest vor oder während des Programms automatisch durchführen.

Alkalische Reinigungsmittel verursachen Schäden an den Endoskopen und dürfen daher nicht eingesetzt werden. Bei chemothermischen Verfahren darf die Temperatur von 60° C nicht überschritten werden.

Das Fiberskop muss während der maschinellen Aufbereitung sicher in der Maschine gelagert sein. Entsprechende Zusatzvorrichtungen müssen gewährleisten, dass alle Außenflächen und sämtliche Kanäle zuverlässig und gründlich durchspült werden.

Nach der Schlussspülung der Fiberskope sollte die Möglichkeit einer maschinellen Trocknung bestehen. Vor der Lagerung muss das flexible Endoskop immer getrocknet werden.

Merke
Es kann nicht oft genug betont werden, dass Instrumente bzw. Arbeitskanäle von Endoskopen nicht mit dem Mund durchgeblasen werden dürfen (Infektionsgefahr). Der Arbeitsschutz auch bezüglich spitzer und schneidender Instrumente muss unbedingt eingehalten werden.

5.4.3 Endoskope am HNO-Arbeitsplatz

Stablinsenoptiken, Rhinopharyngoskope bzw. flexible Endoskope ohne Arbeitskanal oder zusätzliche Kanäle können manuell aufbereitet werden. Diese Endoskope werden auch in der täglichen HNO-ärztlichen Sprechstunde verwendet, so dass eine entsprechend praktikable Aufbereitung erfolgen muss. Neben der mechanischen Reinigung wird gleichzeitig eine Desinfektion durchgeführt. Hierbei gibt es verschiedene Empfehlungen.

Eine maschinelle Aufarbeitung und Gassterilisation der Endoskope ist in der Praxis buchstäblich nicht realisierbar, da aufgrund der Patientenzahl sonst sehr viele Endoskope zur Verfügung stehen müssten. Andererseits findet in der Regel nur ein Kontakt mit der Schleimhaut statt, so dass eine Desinfektion ausreichend ist. Prinzipiell unterscheidet man auch hier eine Reinigung, eine Desinfektion und eine Trocknung.

Geiss und *Hörmann* (1998) empfehlen, dass nach Verwendung des Endoskops sofort sichtbare äußere Verunreinigungen mit einem Einwegtuch abgewischt werden und der Untersuchungsschaft unter fließendem Wasser abgespült wird. Anschließend wird das Endoskop mit einer ausgiebig in Alkohol (n-Popanol oder Isopropanol, 60 Volumen-%) getränkten Kompresse 2–3-mal abgewischt. Dieser Vorgang wird mit einer neuen in Ethanol (95 Volumen-%) getränkten Kompresse wiederholt. Anschließend wird das Endoskop ohne weiteres Nachwischen im Leerbehälter aufgehängt. Dadurch wird die versehentliche Kontamination einer Spüllösung verhindert. Der Zeitbedarf bei dieser Vorgehensweise liegt bei maximal 3 Minuten und gewährleistet durch die Kombination von mechanischer Reinigung eine hygienische Sicherheit.

Als Alternative ist die Einlage des Endoskops in eine entsprechende Desinfektionslösung nach mechanischer Reinigung hervorzuheben. Die Einwirkungsdauer und die Anwendungskonzentration richten sich nach den Angaben des Herstellers. Eine Überschreitung von Konzentration und Dauer führen zur Beschädigung des Endoskops. Nach der chemischen Desinfektion muss die Außenfläche des Endoskops gespült und dann getrocknet werden. Mit diesem Verfahren erzielt man eine hohe hygienische Sicherheit. Nachteilig ist u.a., dass durch die vorgeschriebene Einwirkzeit in der täglichen Routine Wartezeiten entstehen, die die Anschaffung mehrerer flexibler Endoskope erfordert.

Aufgrund der breiten und guten Wirksamkeit werden zwar aldehydische Substanzen empfohlen, da andere Substanzen, wie das bereits erwähnte Isopropanol, oder quaternäre Ammoniumverbindungen, Chlorhexidin oder jodhaltige Präparate Lücken im erforderlichen Wirkungsspektrum haben. Allerdings ist die Anwendung von Aldehyden mit Risiken behaftet und kann über Haut- und Schleimhautkontakt sowie über Dämpfe zu Reizungen der Schleimhäute und allergisch bedingten Erkrankungen beim Personal führen.

Merke
Bei Instrumenten mit Arbeits- oder Insufflationskanal ist eine standardisierte und sichere Aufbereitung nur mit einer maschinellen Wiederaufbereitung möglich.

In der Praxis erscheint die zwei- bis dreimalige mechanische Reinigung mit einer mit 80%iger Ethanollösung satt getränkten Kompresse und das anschließende Trocknen in einem Standzylinder am praktikabelsten. Die Einlage des Endoskops in eine aldehydische Desinfektionslösung ist zwar u.a. aufgrund der Einwirk- bzw. Wartezeit unzweckmäßig (vgl. **Tab. 8**, S. 37), andererseits ist jedoch sehr zweifelhaft, ob die mikrobiologische Wirksamkeit der mechanischen alkoholischen Reinigung ausreichend ist.

Bei der Aufbereitung eines Endoskops sollte man sich immer die Frage stellen, ob man sich persönlich mit einem wiederaufbereiteten Endoskop untersuchen lassen würde, das zuvor bei einem anderen, vielleicht sogar hochinfektiösen Patienten verwendet wurde (**Abb. 29**).

Merke
Das Infektionsrisiko hängt sowohl von der Art des endoskopischen Eingriffs bzw. Untersuchung als auch von der Disposition des Patienten (z. B. Grunderkrankungen, anatomische Besonderheiten) und den Eigenschaften der Erreger ab.

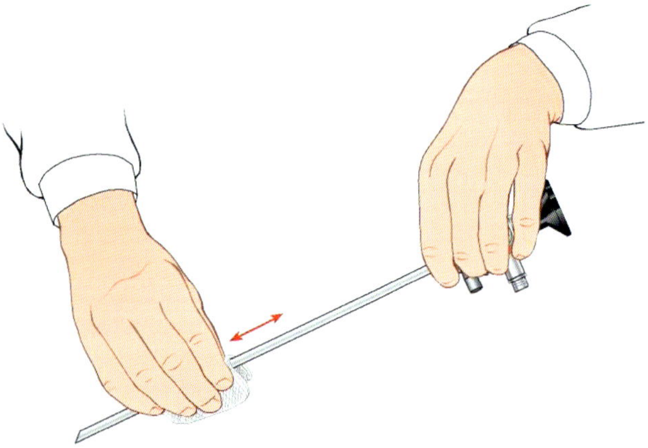

Abb. 29
Abwischen eines Endoskops mit einer Kompresse

5.5 Spülung und Trocknung

Es muss ausgeschlossen sein, dass Reaktionsprodukte und Rückstände verwendeter Reinigungs- und Desinfektionsmittel auf dem medizinischen Instrument oder Gerät verbleiben, vor allem solche, die Gesundheitsbeeinträchtigungen auslösen können. Reinigungs- und Desinfektionsmittellösungen müssen deshalb durch intensives Nachspülen sorgfältig entfernt werden. Es ist darauf zu achten, dass zur Vermeidung von Rekontamination und Kristallisation geeignetes Wasser verwendet wird, d. h. demineralisiertes oder steriles Wasser. Der Einsatz von Druckluft zur Trocknung wird aufgrund der guten und raschen Wirkung empfohlen. Weiterhin ist es erforderlich, dass das Ergebnis des Reinigungsprozesses überprüft wird. Objektive Methoden stehen gegenwärtig noch nicht generell zur Verfügung. Nach der Reinigung bzw. Desinfektion dürfen bei normaler Sehkraft an allen Teilen des Medizinproduktes keine Verschmutzungen erkennbar sein. Bei kritischen Medizinprodukten mit hohen Anforderungen an die Aufbereitung erfordert die Beurteilung der Reinigungsleistung beispielsweise den Einsatz von optischen Vergrößerungshilfen. Ist der Erfolg durch Inspektion nicht beurteilbar, wie z. B. bei langen und engen Lumina oder Hohlräumen, so muss die Reinigung verfahrenstechnisch sichergestellt werden.

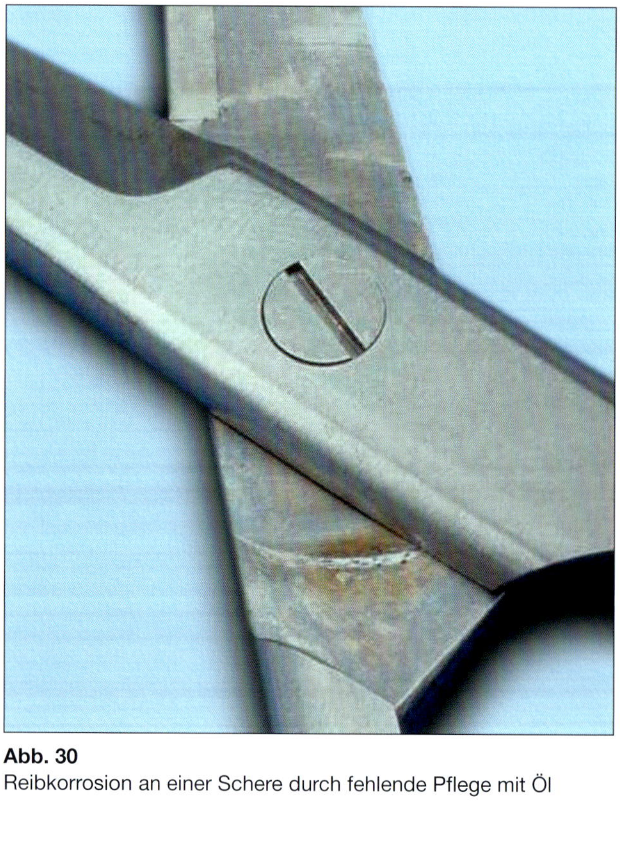

Abb. 30
Reibkorrosion an einer Schere durch fehlende Pflege mit Öl

6. Pflege von Instrumenten, Optiken und anderen Arbeitsmitteln

Unter Pflege versteht man im Allgemeinen das Aufbringen von Gleitmittel auf die Oberfläche der chirurgischen Instrumente bzw. Arbeitsmittel. Das kann entweder durch Besprühen (Spray-Applikation) oder direktes Aufbringen von Gleitmittel erfolgen. Die Pflege hat vor der Funktionsprüfung zu erfolgen, damit z. B. bei der Funktionsprüfung kein metallischer Abrieb entsteht. Die Pflege ist aber eng mit der Prüfung der technisch-funktionellen Sicherheit verbunden.

6.1 Instrumente

Die eigentliche Pflege der Instrumente beginnt nach der Desinfektion, Reinigung bzw. Trocknung und ist eng an die Funktionsprüfung gekoppelt.

Die Instrumente sind auf Korrosion, Sauberkeit, Verformungen, Risse usw. zu kontrollieren. Diese Arbeiten sollten bei Raumtemperatur erfolgen. Bei intakten und funktionstüchtigen Instrumenten wird auf den beweglichen Instrumententeilen, wie z. B. Schloss oder Federn, ein Gleitmittel bzw. ein dampfsterilisierbares Pflegemittel auf der Basis von Paraffinöl aufgetragen. Schlösser oder Gewinde werden mit Silikon besprüht, damit die Funktionsfähigkeit erhalten bleibt (**Abb. 31**). Die Reibung von Metall auf Metall und damit eine Reibkorrosion wird verhindert bzw. an verdeckten Stellen der Korrosionsvorgang aufgehalten. Weiterhin kann dadurch ein „Verkleben“ der Gelenkteile verhindert werden. Das Pflegemittel kann entweder manuell oder in der Maschine im Schlussspülgang aufgetragen werden. Gewinde und Gelenke müssen jedoch bei jeder Aufbereitung gezielt manuell geölt werden (**Abb. 30**).

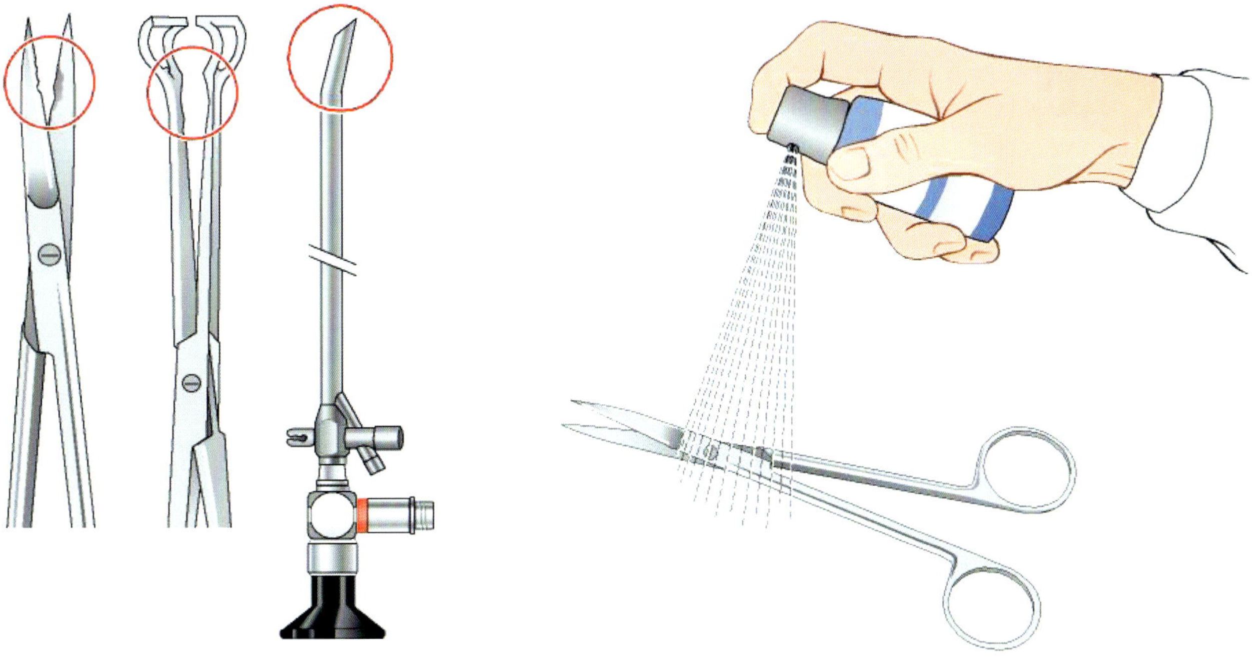

Abb. 31
Pflege von Instrumenten. Schadhafte Instrumente sind auszusortieren

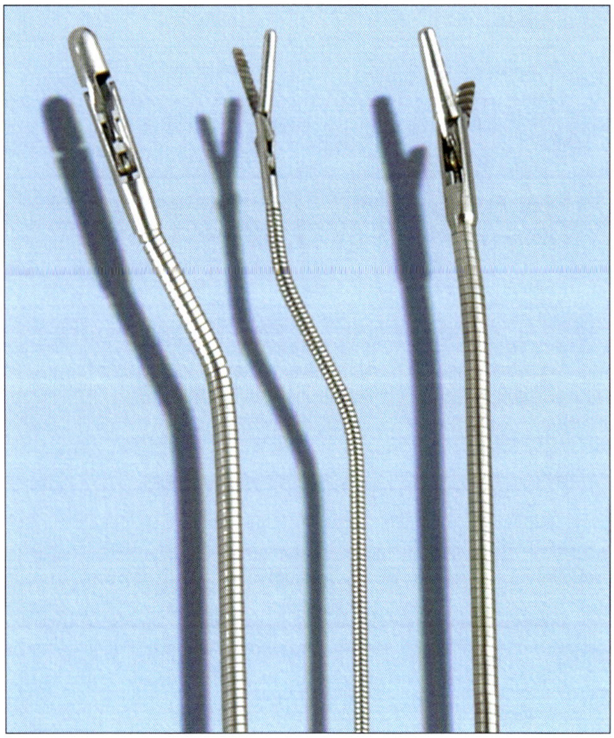

Abb. 32
Defekte Zusatzinstrumente für die Endoskopie

Fleckige und schadhafte Instrumente sollten sofort ausgesondert werden. Vor allem dürfen beschädigte Instrumente oder solche mit Flecken bzw. Anzeichen von Korrosion keinen Kontakt zu intakten Instrumenten haben. Manche Flecken an Instrumenten lassen sich durch besondere Behandlung noch entfernen. Durch kräftiges Abreiben unter Zuhilfenahme eines nichtscheuernden Stahlputzmittels können Flecken beseitigt werden, jedoch darf keine metallische Scheuerwolle benutzt werden. Oftmals kann auch ein Chirurgiemechaniker viele Schäden und Flecken fachgerecht beheben. Instrumente, die nicht repariert werden können, müssen ausgesondert und durch neue ersetzt werden (**Abb. 32**).

Merke
An Instrumenten, die in Körperhöhlen eingesetzt werden, dürfen keine talkumpuderähnlichen Stoffe gelangen.

Bei den einzelnen Instrumenten ist nicht nur eine Sichtkontrolle, sondern auch eine Funktionskontrolle erforderlich. Diese kann aber erst nach der Pflege durchgeführt werden, da vorher ein Gleitmittel aufgetragen werden sollte. Bei schlecht geölten Instrumenten kann beispielsweise infolge des Metallabriebs eine Reibungskorrosion auftreten. Die Scharniere von Zängchen oder Stanzen sind daher regelmäßig mit Spezialöl zu behandeln.

6.2 Optiken

Bei Stablinsenoptiken kann ein allgemeines Aufbringen von Pflegemitteln vor allem auf die Optiken und Dichtungen zu erheblichen Störungen führen. Eine klare Sicht kann bei Endoskopen nur dann erzielt werden, wenn das Objektiv und das Okular vollständig sauber sind. Ansonsten ist das Bild grau, trüb und unscharf. Bei schlecht gereinigten Endoskopen ist das Sichtfeld eingeschränkt und die Sicht vermindert. Auch kommt es durch schlecht gereinigte Lichteintritts- und -austrittsflächen zu einem erheblichen Lichtverlust.

Optiken werden nach Säuberung mit Wasser und Seife mit alkohol- oder acetongetränkten Stieltupfern aus Holz oder Kunststoff bzw. feinen Mulltupfern vorsichtig gereinigt, damit Beschädigungen vermieden werden. Auf keinen Fall dürfen Kontaminationsrückstände auf Glasoberflächen mit scharfen metallischen Instrumenten, wie Skalpell oder Pinzette abgekratzt werden. Seifenreste sind zu entfernen. Auch die Lichtaustrittstellen an Optiken und Lichtkabeln müssen wie zuvor beschrieben gesäubert werden. Geschieht das nicht, so kann die Lichtstärke mit der Zeit deutlich vermindert sein. Kann die Eintrübung nicht beseitigt werden, muss das Endoskop dem Hersteller zur Überprüfung eingesandt werden.

Unmittelbar vor jedem endoskopischen Eingriff bzw. vor jeder Untersuchung müssen alle Funktionen der zu verwendenden Instrumente überprüft werden. Wenn Gleitmittel erforderlich sind, so sind nur geeignete fettfreie Gele nach Angaben des Herstellers zu verwenden. Vaseline und paraffinhaltige Mittel können zum Aufweichen oder -quellen führen und dürfen dadurch nicht verwendet werden (**Abb. 33**).

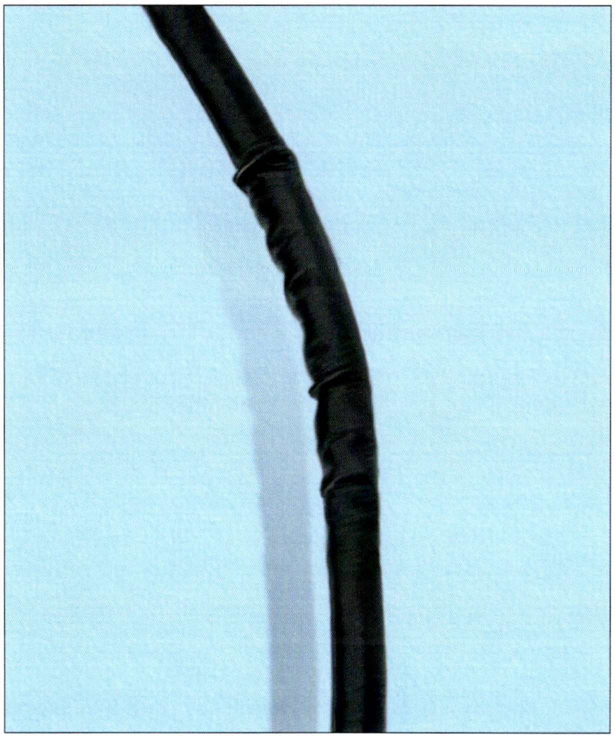

Abb. 33
Aufquellung am Einführungsschlauch eines Fiberskops durch Verwendung eines ungeeigneten Pflegemittels

6.3 Motorensysteme

Bei Motorensystemen ist die Schmierung und Pflege nur mit den vom Hersteller empfohlenen Mitteln vorzunehmen. Nicht abgedichtete Handgriffe sind zur Innenreinigung mit einem speziellen Pflegespray durchzusprühen.

7. Prüfung der technisch-funktionellen Sicherheit

Technisch-funktionelle Prüfungen sind möglichst unmittelbar nach Abschluss der Reinigung/Desinfektion, Spülung und Trocknung, jedoch spätestens vor der Sterilisation durchzuführen. Richtig maschinell oder manuell gereinigte Instrumente bzw. Geräte sind makroskopisch sauber, d. h. mit dem bloßen Auge sind keine Eiweißrückstände und anderen Verschmutzungen erkennbar. Die Funktionsprüfung sollte also nur bei makroskopisch sauberen Instrumenten erfolgen. Die Prüfungen sind eng mit der Pflege der Instrumente bzw. Arbeitsmaterialien verflochten. Art und Umfang der Prüfungen sind vom Medizinprodukt abhängig und sollen in der Standardarbeitsanweisung definiert sein. Es darf dabei nicht zu Kontaminationen mit gesundheitsschädlichen Substanzen (z. B. toxischen Pflegemitteln) oder Partikeln (z. B. Talkum) kommen (**Abb. 34**).

Chirurgische Instrumente mit beweglichen Teilen müssen vor der Prüfung abgekühlt sein, damit es nicht zu einem zu Korrosion führenden Metallabrieb kommt. Gelenkinstrumente mit Gewinde bzw. bewegliche Instrumente müssen vor der Prüfung geölt worden sein.

Besonders feine und empfindliche Instrumente werden unter einer Lupe geprüft. Instrumente, deren Maulteile atraumatisch gezahnt sind, müssen besonders sorgfältig kontrolliert und gegebenenfalls noch einmal mit einer Extrametallbürste nachgereinigt werden. Mikrochirurgische Instrumente müssen nach der Prüfung wieder in den dafür bestimmten Racks gelagert werden, damit zwischenzeitlich und auf dem Transport keine Schäden entstehen.

Beschädigte, poröse oder abgenutzte Instrumente müssen bei der Prüfung ausgesondert werden, da sie ihre Funktion nicht mehr erfüllen können (**Abb. 35**). Einwandfreie chirurgische Instrumente dürfen nicht mit Instrumenten, die an der Oberfläche beschädigt sind, zusammen aufbewahrt werden. Das gilt auch für ältere Instrumente, beispielsweise solche mit angeplatzter Chromschicht. Korrodierte Instrumente verursachen mit allen in Kontakt befindlichen Instrumenten oder Maschinen Roststellen (**Abb. 36**).

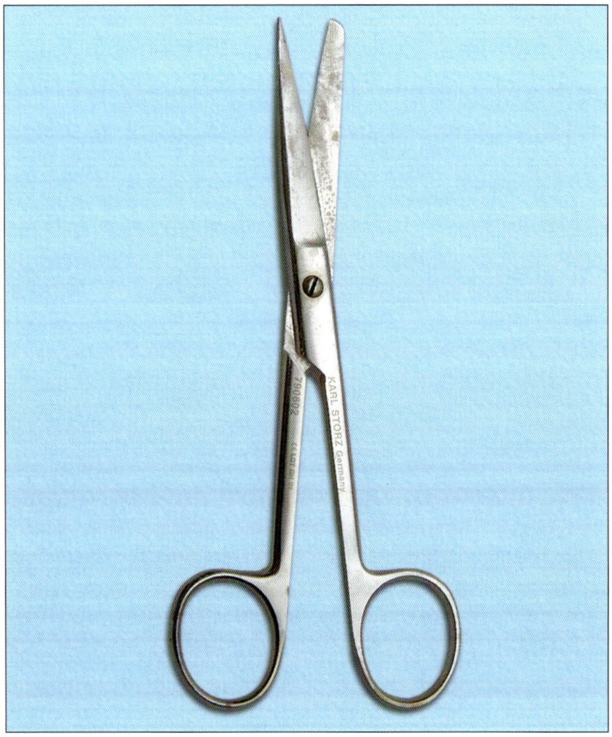

Abb. 34
Gipsrückstände an einer Schere

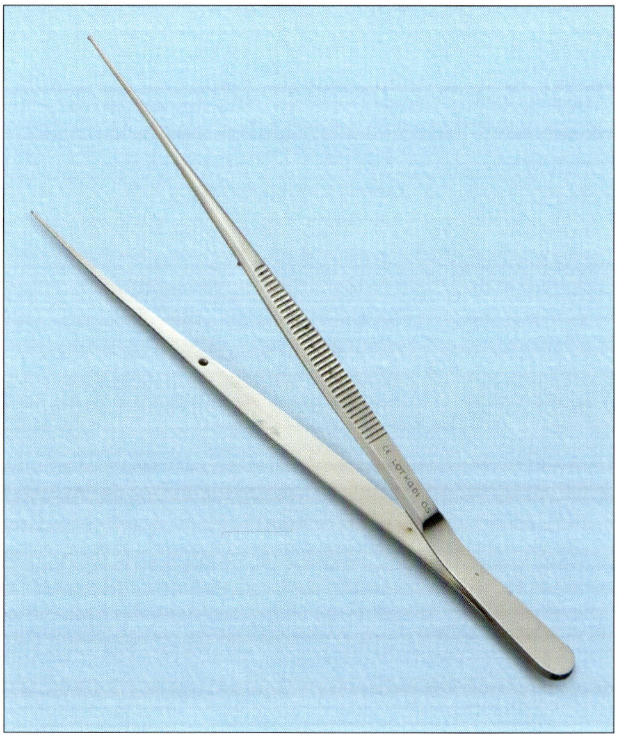

Abb. 35
Defekte Pinzette, die durch Aufbiegen unbrauchbar wurde

Inwieweit medizinische Instrumente, Geräte und Arbeitsmittel ausreichend scharfe Schneidekanten haben, kann oft nur während der Anwendung selbst festgestellt werden. Das betrifft scharfe Löffel, Bohrer, die stumpf sind bzw. „schlagen", Ringmesser, Rasparatorien usw. Ist ein Instrument oder Arbeitsmittel „stumpf", so sollte es sofort gekennzeichnet und ausgesondert werden. Die entsprechende Kommunikation zwischen Operateur und Operationsschwester ist natürlich für die „Aufdeckung" solcher Mängel bzw. Funktionsbeeinträchtigungen unabdingbare Voraussetzung.

Merke
Instrumente, die zur Reparatur gegeben werden, müssen zuvor aus hygienischen Gründen vollständig aufbereitet werden.

Handgriffe, Kabel oder Neutralelektrodenkabel für die Elektrochirurgie sind auf einwandfreie Funktion zu überprüfen, wobei besonders auf sogenannte „Wackelkontakte" zu achten ist (**Abb. 37**).

Bei der Prüfung muss auch darauf geachtet werden, dass Instrumente keine fleckigen Oberflächen aufweisen. Verfleckungen können auf sehr unterschiedliche Ursachen zurückgeführt werden. Dazu zählen eine unzureichende maschinelle oder manuelle Reinigung, ungeeignete Reinigungs-, Desinfektions- sowie Pflegemittel, falsche Dosiervorschriften bzw. Rückstände von Reinigungs-, Desinfektions- sowie Pflegemitteln, wasserlösliche Rückstände bzw. „Wasserverunreinigungen" (Fremdionen, wie z. B. Eisen oder Silikate), Rückstände im Sterilisierdampf, von Arzneimitteln oder Signierstiften und Verfahrensfehler, wie z. B. die nicht erfolgte Reinigung fabrikneuer chirurgischer Instrumente vor der Sterilisation. Die Fleckenbildung auf Instrumenten kann also sehr verschiedene Ursachen haben und auf komplexe Faktoren zurückgeführt werden.

Die einwandfreie Funktion von Endoskopen kann nur durch eine gründliche Funktionsprüfung gewährleistet werden. Stablinsenoptiken müssen vor der Funktionsprüfung ggf. wieder zusammengesetzt werden, wobei Verschleißteile vor der Sterilisation ausgetauscht werden müssen.

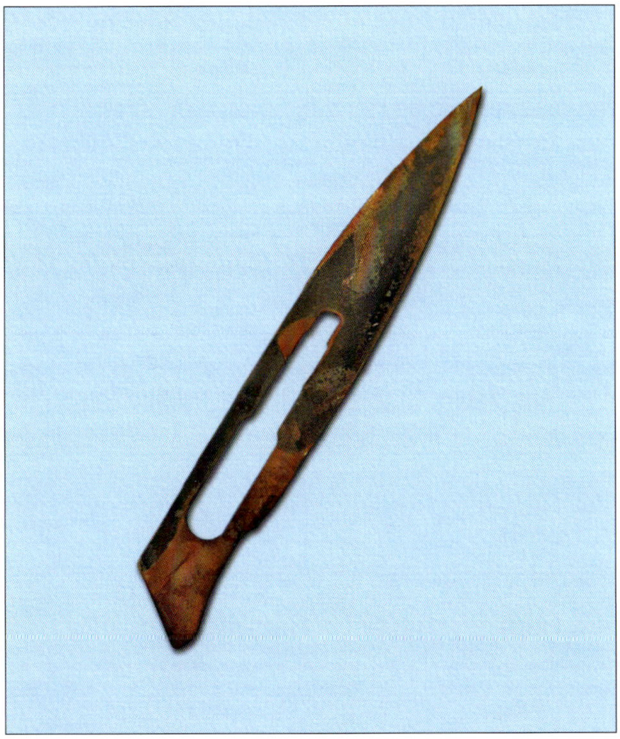

Abb. 36
Rost an einer nicht spülmaschinenfesten Skalpellklinge

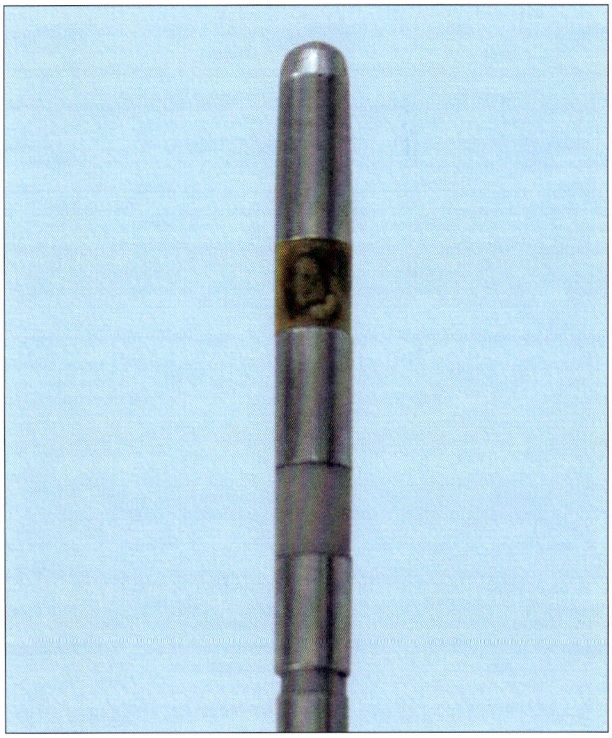

Abb. 37
Verbrannte Isolation bei einer HF-Zange

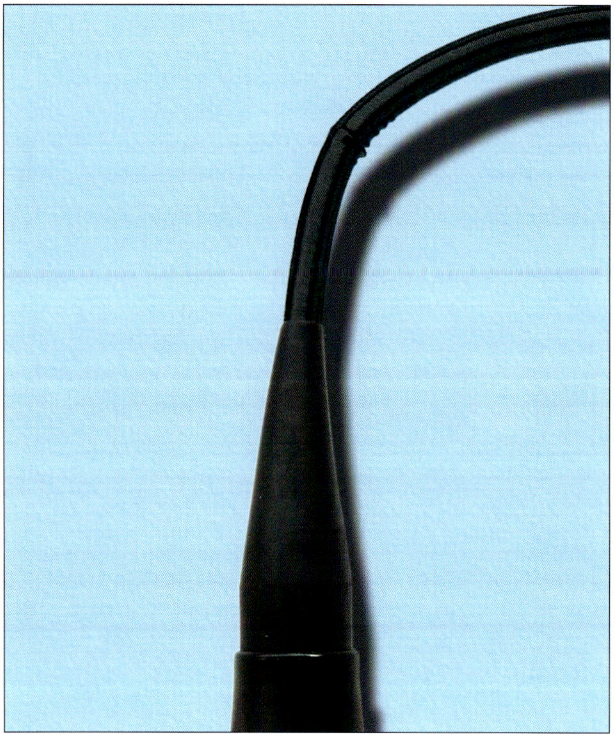

Abb. 38
Verformungen am flexiblen Schaft eines Fiberskops.

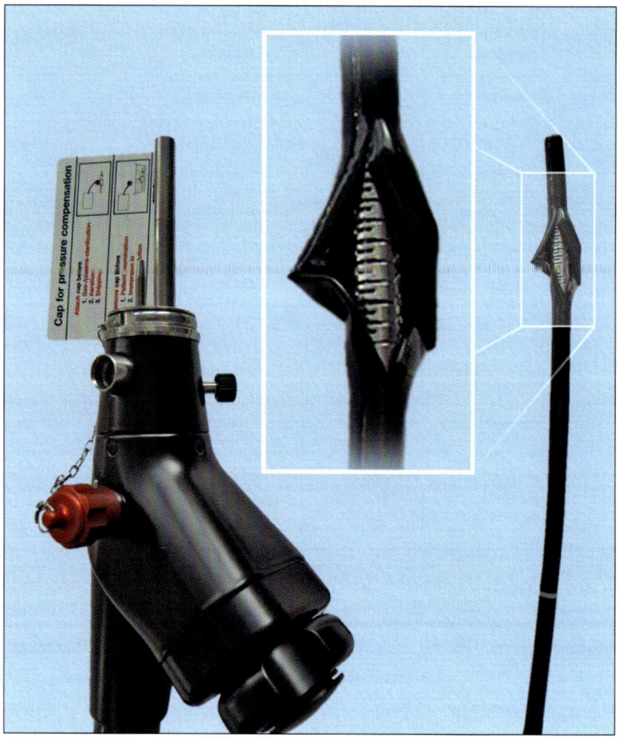

Abb. 39
Geplatzter Gummi am abwinkelbaren distalen Ende eines flexiblen Endoskops

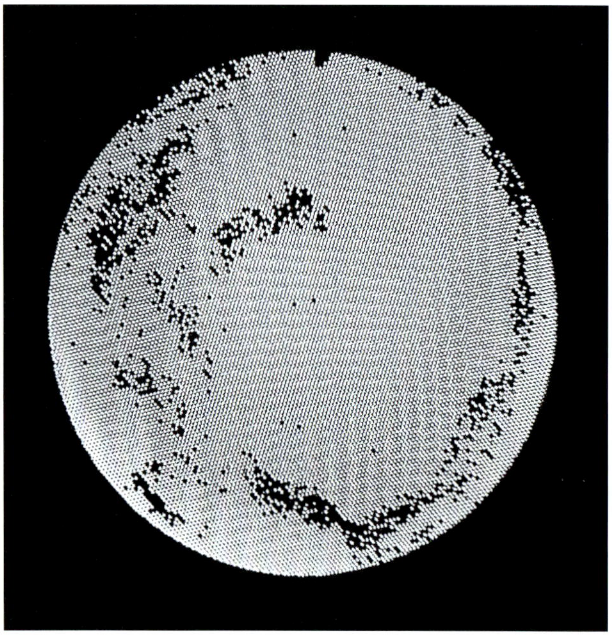

Abb. 40
Gebrochene Glasfasern im Bildleitbündel eines flexiblen Endoskops

Lichtleiter und Lichtkabel sind auf Faserbrüche zu prüfen. Schwarze Punkte zeigen bei der optischen Kontrolle entsprechende Brüche, die bei einer größeren Anzahl die Lichtleistung erheblich mindern können. Diese schwarzen Punkte weisen insbesondere bei flexiblen Endoskopen auf Faserbrüche hin. Zur Überprüfung wird das distale Ende des Fiberskops gegen das Licht gehalten und in das proximale Ende – also das Okular – geschaut (**Abb. 40**).

Stablinsenoptiken mit äußerlich sichtbaren Beschädigungen, wie Verformungen und Deformierungen sowie überdehnten Gummis, müssen ausgesondert bzw. zur Reparatur eingesandt werden (**Abb. 38** und **39**).

8. Verpacken, Aufbewahrung, Transport bzw. Lagerung

Die Bestecke, Sets und einzelnen Instrumente werden gemäß dem Verwendungszweck, der Sterilisationsmethode und dem Einsatzort zusammengestellt bzw. bepackt. Die Verpackung besteht in der Regel aus mechanischer Schutzverpackung, Sterilverpackung und gegebenenfalls einer Umverpackung (Lager- und Transport-Verpackung). Das Verpackungsmaterial soll nicht nur für die Sterilisation, sondern auch für den Transport und die sterile Lagerung des Sterilgutes geeignet sein. Die Verpackung muss auch auf die Eigenschaften des desinfizierten oder zu sterilisierenden Medizinproduktes sowie die Erhaltung seiner Funktionsfähigkeit abgestimmt sein. Wichtigste Aufgabe ist es, das Sterilgut vor einer Rekontamination zu schützen. Dazu dienen Versorgungscontainer, Siebböden und Siebkörbe, die in verschiedensten Größen zur Verfügung stehen. Wichtig ist die rüttelfeste Lagerung, was vor allem bei hochempfindlichen Instrumenten der Fall ist. Dazu werden Instrumentenhalterungen, Stege oder sterilisierbare Kunststoffnoppenplatten verwendet. Wenig benötigte Instrumente werden separat verpackt (in Folien eingeschweißt) und steril gelagert. Die Sterilisationsbehälter sind zur Vermeidung von Verwechslungen entsprechend zu kennzeichnen: Inhalt, Einsatzort, Name des Verpackers und Sterilisationsdatum. Daneben muss der Container versiegelt und mit einem Sterilisationsindikator gekennzeichnet werden. Spezielle Instrumente haben meist eine zusätzliche Schutzhülse. Da sie oft spitz sind, ist beim Zusammenstecken aufgrund der möglichen Verletzungsgefahr auf eine vorsichtige Handhabung zu achten.

Es versteht sich von selbst, dass entsprechende Sets, wie Siebe, Instrumentenständer, Racks usw. immer vollständig und mit den richtigen, intakten bzw. funktionsfähigen Instrumenten, Bohrern, Saugrohren, Arbeitsmitteln usw. bestückt werden. Es muss darauf geachtet werden, dass auch immer alle verschiedenen Größen und Arten vorhanden sind.

Transport und Lagerung dürfen die Eigenschaften des aufbereiteten Medizinproduktes nicht nachteilig beeinflussen. Bei der Lagerung der aufbereiteten Medizinprodukte sind die Angaben des Herstellers des Medizinproduktes sowie des Herstellers des Verpackungsmaterials zu berücksichtigen. In der Regel sind aufbereitete Medizinprodukte in verpacktem Zustand zu lagern, um so ausreichenden mechanischen Schutz zu gewährleisten. Außerdem sind sie in einem trockenen, dunklen und kühlen Raum aufzubewahren.

Die starren Endoskope bzw. Stablinsenoptiken werden entweder in Klarsicht-Sterilverpackungen oder in Folien, Tüchern oder am besten in Containern aufbewahrt. Zumindest müssen geeignete Schutzhülsen verwendet werden. Man muss sich vor Augen halten, dass eine sorgsame Lagerung der empfindlichen Optiken manche Reparaturen erspart. Auch sollte man vermeiden, ein schweres Sieb auf einen Behälter mit einer Stablinsenoptik abzustellen (**Abb. 41**).

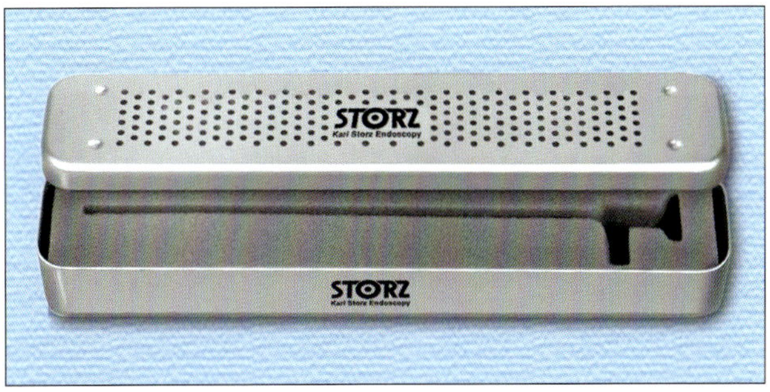

Abb. 41
Metallbehälter mit Deckel

Flexible Endoskope müssen ebenfalls sehr sorgfältig behandelt werden. Bedienungselemente für die distale Abwinkelung der Spitze sollten nicht ruckartig oder mit Gewalt bedient werden. Auch dürfen die Bedienungselemente für die Bewegung der Instrumentenspitze nicht betätigt werden, wenn die Spitze arretiert ist. In der Regel werden flexible Endoskope und Rhinopharyngoskope „gestreckt" bzw. hängend in Köchern oder in Endoskopschränken arbeitsplatznah aufbewahrt. Die horizontale Lagerung in Fächern bzw. geräumigen Behältern kann bei nicht ausreichend getrockneten Endoskopkanälen die Entstehung von Stagnationszonen mit Restfeuchtigkeit begünstigen. Zu endoskopischen Untersuchungen ist das Endoskop in geeigneten geschlossenen Behältern zu transportieren, damit es vor Kontamination geschützt wird.

Der Transport des Endoskops im vom Hersteller mitgelieferten Endoskopkoffer mit Schaumstoffpolsterung bedeutet eine Kontamination und sollte daher z. B. nur für den Versand eines defekten Gerätes an den Hersteller zur Reparatur verwendet werden. Werden z. B. Rhinopharyngoskope in einem Endoskopkoffer transportiert, müssen sie vor der Anwendung daher vorher entsprechend desinfiziert werden. Die Angaben des Herstellers sind dabei zu beachten.

Beim Hineinlegen in den Koffer muss darauf geachtet werden, dass sich das Endoskop in korrekter Lage zu den Schaumstoffaussparungen befindet, damit es beim Schließen des Kofferdeckels nicht gequetscht oder beschädigt wird. Insbesondere das Objektiv am distalen Ende ist sorgfältig vor Beschädigungen zu schützen und man darf es keinesfalls hart anstoßen lassen.

Fiberskope und Lichtleitkabel dürfen keinesfalls geknickt oder in zu engen Schlingen gelegt werden. Auch ist eine Lagerung mit scharfkantigen Gegenständen oder Instrumenten auszuschließen, da sonst die Außenhaut des Fiberskops beschädigt wird (**Abb. 42**). Vor jeder Lagerung und vor jeder therapeutischen oder diagnostischen Anwendung müssen alle Funktionen eines Endoskops überprüft werden.

Im Gegensatz zu den flexiblen Endoskopen, bei denen eine Desinfektion ausreicht, muss das Endoskopiezubehör, wie Zängchen oder Schlingen, unbedingt einer Sterilisation zugeführt werden.

Instrumente und andere Arbeitsmaterialien für den HNO-ärztlichen Arbeitsplatz werden entweder in entsprechenden sterilen Containern oder in der Untersuchungseinheit für den täglichen Verbrauch selbst gelagert.

Merke
Die Untersuchungsinstrumente für den HNO-ärztlichen Arbeitsplatz müssen bei Verwendung nicht steril sein. Zur Aufbereitung reicht eine alleinige Desinfektion jedoch nicht aus.

Für die Konsiliaruntersuchung auf anderen Krankenstationen bzw. in anderen Kliniken müssen die entsprechenden Instrumente zwar nicht steril sein, es empfiehlt sich jedoch die Instrumente für den Stationsbesuch steril in einer Folie einzuschweißen und nicht mehrere Instrumente in einem Kasten mitzuführen, damit bei der Untersuchung mehrerer Patienten keine Kontamination stattfindet. Die Instrumente können einzeln oder als Sets in Folie eingeschweißt und sterilisiert werden. Da der HNO-Arzt immer den gesamten Spiegelbefund erhebt, sind entsprechende Sets für Erwachsene oder Kinder zu verwenden. Ein Set kann beispielsweise folgende Instrumente enthalten: Ohrtrichter, Spekulum, Zungenspatel, Tonsillenspatel, Kehlkopfspiegel (groß und klein), Ohrhäkchen, -kürette, -driller, Watte, Zungenläppchen. Beachtet werden sollte, dass gebrauchte Instrumente in einem gesonderten Behälter oder in separater Verpackung aufbewahrt werden.

Für starre Rohrschaft-Endoskope (siehe Abschnitt 13.6 Instrumente für die invasive Endoskopie) gilt eine ähnliche Verfahrensweise. Sie müssen zwar selbstverständlich sterilisiert werden, können jedoch entweder steril verpackt oder in entsprechenden Endoskopieschränken aufbewahrt werden. Eine sterile Verpackung ist zu bevorzugen, hat jedoch den Nachteil, dass dann immer das gesamte Set erneuert bzw. sterilisiert werden muss.

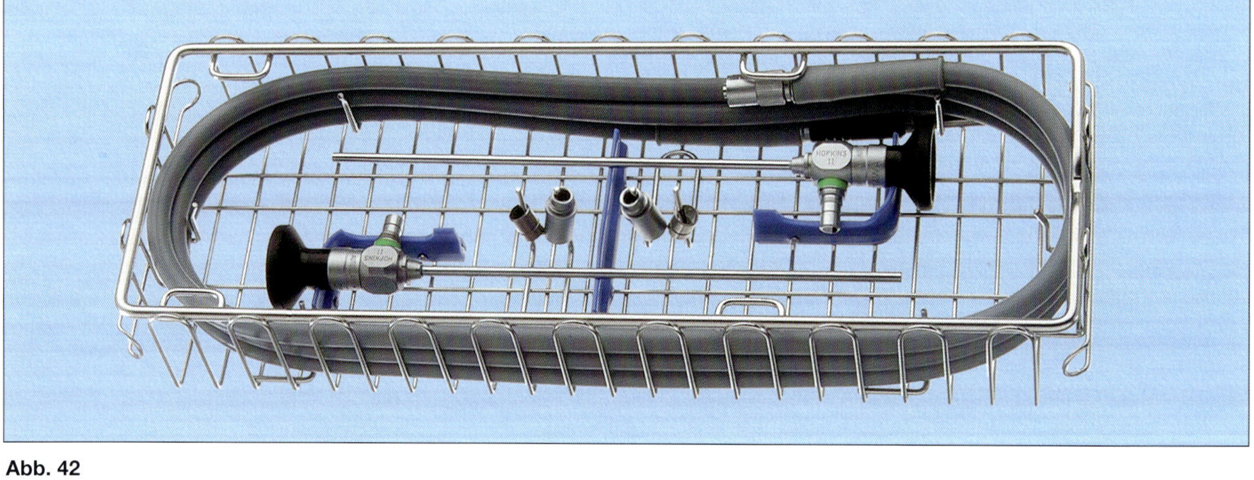

Abb. 42
Siebkorb für Sterilisation und Aufbewahrung von Optiken.

9. Sterilisation

Die Sterilisation wird heutzutage in den Kliniken immer häufiger in der Zentralsterilisation durchgeführt. Durch die längeren Wege ist die Gefahr einer Beschädigung von Instrumenten wesentlich höher. Außerdem ist aufgrund der Transportzeiten eine gewisse Vorratshaltung (in der Regel mindestens die doppelte Menge des Instrumentariums usw.), erforderlich. Die Verwendung von Sterilisatoren hat unter Bedingungen stattzufinden, die den geltenden gesetzlichen Normen entsprechen. Die Bedienungsanweisung des Herstellers des jeweiligen Sterilisators ist zu befolgen.

Prinzipiell kann heutzutage alles sterilisiert werden, angefangen vom chirurgischen Instrumentarium über Textilien bis zu Medikamenten. Die hygienische Sicherheit und die Standardisierbarkeit lassen sich vor allem durch eine Automatisierung bzw. maschinelle Aufbereitung sicherstellen.

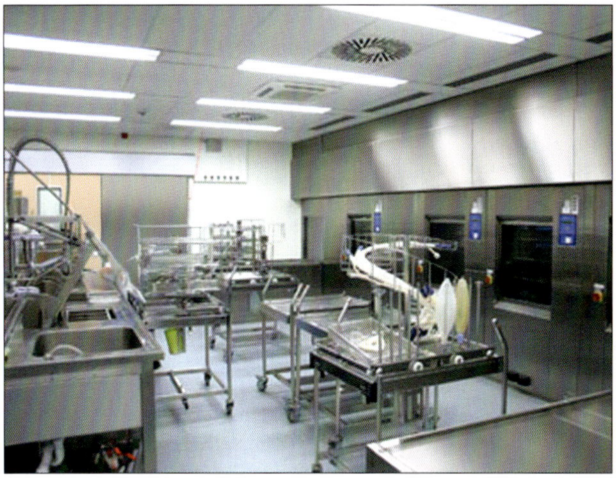

Abb. 43
Zentralsterilisation

9.1 Definition

Unter Sterilisation („Entkeimung") versteht man die Abtötung aller lebenden Substanzen, Bakterien, Bakteriensporen, Viren und sonstigen Krankheitserreger. Mit kochendem Wasser ist keine Sterilisation möglich. Die hygienische Sicherheit und die Standardisierbarkeit lassen sich vor allem durch eine Automatisierung bzw. maschinelle Aufbereitung sicherstellen. Bevor man sterilisiert, sollte geklärt werden, welche Instrumente welches Verfahren vertragen. Fast alle Instrumente, einschließlich der Stablinsenoptiken können heute bei 134°C autoklaviert werden. Wichtig ist, dass die speziellen Hinweise der jeweiligen Herstellerfirma beachtet werden. Für die jeweilige Sterilisationsmethode ist auch ein geeignetes Verpackungsmaterial zu wählen.

Es stehen folgende Sterilisationsverfahren zur Verfügung: **Dampfsterilisation, Heißluftsterilisation, Gassterilisation** und **Sterilisation durch Bestrahlung.** Die Einwirkzeiten und -temperaturen für die Sterilisation richten sich nach der Art des Sterilisationsgutes, dem Sterilisator-Typ, der Sterilisationsmethode und Beladung der Sterilisationskammer (**Abb. 43**).

9.2 Dampfsterilisation

Ein thermisches Sterilisationsverfahren wie die Dampfsterilisation ist der sicherste Weg, Keime abzutöten. Nur thermolabile Instrumente sollten mit einem Ersatzverfahren sterilisiert werden. Im Krankenhaus erfolgt die Sterilisation von Operationsinstrumenten durch die Dampfdrucksterilisatoren im Autoklaven. Allerdings sollte man einige Aspekte vor der Dampfsterilisation beachten:

Der zur Sterilisation verwendete Dampf muss frei von Verunreinigungen sein. Er darf weder den Sterilisationsprozess beeinträchtigen noch dürfen durch ihn Schäden am Sterilisationsgut oder Sterilisator entstehen. Andernfalls könnten beispielsweise Rostpartikel aus dem Leitungssystem eine Korrosion verursachen oder ein zu hoher Gehalt an Verunreinigungen zu einer Verfärbung der Instrumente führen.

Komponenten von Motorensystemen können bei 134° C dampfsterilisiert werden, wobei die Angaben des Herstellers zu den Lagerungsbedingungen zu beachten sind.

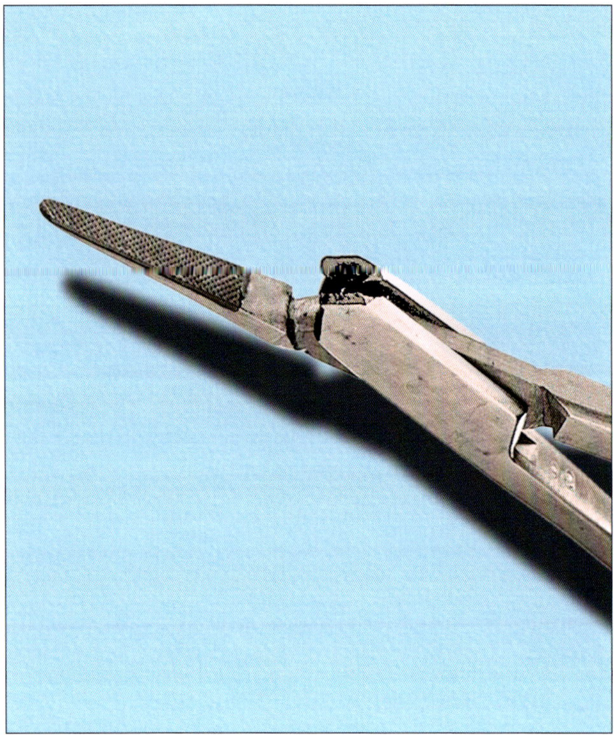

Abb. 44
Spannungsrisskorrosion

Es sollten nur solche Instrumente oder Optiken dampfsterilisiert werden, die speziell dafür auch vom Hersteller freigegeben worden sind. Wegen des Risikos einer möglichen thermischen Überbelastung ist eine Temperatur von 121° C einer Temperatur von 134° C vorzuziehen. Optiken bzw. Endoskope dürfen keinen plötzlichen Temperaturschwankungen ausgesetzt werden. Vor allem am Ende der Sterilisation müssen sie in den Behältern langsam abgekühlt werden. Flexible Endoskope dürfen nicht dampfsterilisiert werden. Sie sind – soweit erforderlich – durch Gassterilisation zu dekontaminieren.

Zangen und Nadelhalter, die mit einer Rastersperre ausgestattet sind, dürfen nur in geöffnetem Zustand oder allenfalls in der ersten Raste geschlossen sterilisiert werden. Im geschlossenen Zustand kann es sonst zu Oberflächenspannungen kommen, die zu Rissen und verminderter Spannkraft führen können (**Abb. 44**). Verschraubungen müssen gelöst werden, damit es nicht zu Spannungen kommt. Hähne müssen sich ebenfalls im geöffneten Zustand befinden. Gummiteile mit eingeschränkter Temperaturempfindlichkeit bis 121° C sind unter Anwendung eines speziellen Gummiprogramms zu sterilisieren.

9.3 Heißluftsterilisation

Die Solltemperatur von 180° darf aufgrund der Sterilisiersicherheit nicht unterschritten werden. Sie darf auch nicht wesentlich höher als 200° betragen, da sonst bei mikrochirurgischen Instrumenten irreparable Schäden durch Gefügeveränderungen auftreten können. Auch bei Bohrern und Fräsern soll die Temperatur von 180° C möglichst genau eingehalten werden, da bereits bei Temperaturen über 200° ein Härteverlust auftritt.

Vor der Heißluftsterilisation ist auf die Anwendung von Pflegemitteln zu verzichten. Nur Gelenke sind im trockenen Zustand gezielt zu ölen, wobei überschüssiges Öl entfernt werden muss, da infolge der thermischen Veränderung des Pflegeöls Braunverfärbungen auftreten können.

Instrumente mit Teilen aus Gummi, Kunststoff, Textilien und kunststoffbeschichtete Instrumente sind für die Heißluftsterilisation ungeeignet. Endoskope und die meisten Komponenten von Motorensystemen dürfen nicht der Heißluftsterilisation zugeführt werden.

HNO-ärztliche Untersuchungsinstrumente, wie Ohrtrichter, Nasenspekula oder Mundspatel sind dagegen für diese Sterilisationsform geeignet. Bei der Sterilisation von Nasenrachen- und Kehlkopfspiegeln sind die Herstellerangaben zu beachten.

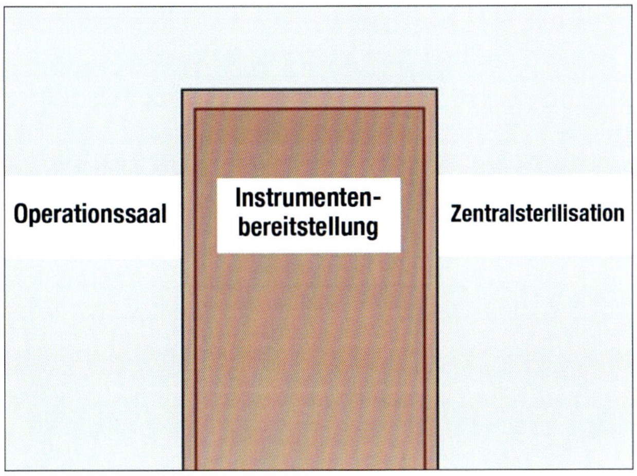

Abb. 45
Sterile Bereitstellung als Zwischenstation zwischen OP-Saal und Sterilisation

9.4 Gassterilisation

Aus Gründen des Patienten-, Personal- und Umweltschutzes sollte diese Sterilisationsform nur für solche Güter verwendet werden, für die keine anderen Sterilisationsverfahren zur Verfügung stehen.

Die Gassterilisation kann mit verschiedenen Gasen erfolgen. Die gebräuchlichsten sind Ethylenoxid und Formaldehyd.

Der Nachteil der Gassterilisation liegt in der längeren Sterilisationszeit. Außerdem setzt die Gassterilisation ein umfangreiches Nachsorgeverfahren voraus, da die Instrumente vor einer erneuten Anwendung über längere Zeit ent- bzw. ausgelüftet werden müssen. Die Auslüftungszeiten hängen von der Art des Sterilgutes und den verfügbaren Auslüftungsbedingungen ab.

Der Vorteil der Gassterilisation liegt in der schonenden Verfahrensweise besonders für Optiken und Lichtleitkabel. Unter Berücksichtigung der Herstellerangaben gilt das vor allem für Motorensysteme und Stablinsenoptiken. Flexible Endoskope dürfen nur bei einer Grenztemperatur von 60° C gassterilisiert werden. Höhere Temperaturen sind nur dann anzuwenden, wenn sie vom Endoskophersteller gestattet werden.

Zur Gassterilisation wird das flexible Endoskop gestreckt im Klarsichtsterilschlauch verpackt. Zum Schutz vor mechanischen Schäden wird das in Folie eingeschweißte Endoskop in einem zu dem Gassterilisator gehörenden Siebkorb gelegt. Es ist darauf zu achten, dass ein Krümmungsradius von 30 cm nicht unterschritten wird. Nach dem Auslüften ist das flexible Endoskop immer in gestreckter Lage aufzubewahren.

9.5 Sterile Bereitstellung

Nach der Sterilisation erfolgt die sterile Bereitstellung der Instrumente und Arbeitsmittel. Diese umfasst die folgenden Stationen:

- Abrufbereite sterile Lagerung,
- Organisation und Steuerung der maximalen sterilen Einlagerungszeiten und
- der Versand an den Operationssaal.

Bei der Lagerung gelten die Richtlinien, die beim Verpacken der Instrumente erläutert wurden (**Abb. 45**).

10. Behandlung bzw. Aufbereitung von fabrikneuen Instrumenten bzw. von noch nicht angewendeten Medizinprodukten

Von der Aufbereitung angewendeter Medizinprodukte kann man die Aufbereitung nicht angewendeter Medizinprodukte abgrenzen. Neben fabrikneuen Instrumenten zählen dazu auch sterilisierte Medizinprodukte, bei denen die Verpackung beschädigt oder die Sterilgutlagerfrist abgelaufen ist.

Folgende Arbeitsgänge sind vor allem erforderlich:

- Übernahme der neuen Instrumente
- Gegebenenfalls auspacken und Durchführung eines technisch-funktionellen Sicherheits-Checks bzw. Prüfung auf eventuelle Transportschäden
- Neu verpacken bzw. Einsortieren der Instrumente in die entsprechenden Instrumentensiebe
- Anwendung eines geeigneten Sterilisationsverfahrens

Nach Entnahme aus der Verpackung müssen neue Instrumente zunächst in trockenen Räumen bei Zimmertemperatur gelagert werden, da sonst, z. B. aufgrund von Temperaturschwankungen und damit einhergehender Kondensatbildung in den Kunststoffverpackungen, Schäden an den Instrumenten entstehen können. Der Kontakt oder die Nähe zu Chemikalien ist zu vermeiden, da diese Dämpfe abgeben können. Fabrikneue Instrumente müssen vor der ersten Anwendung, wie alle anderen Instrumente, die entsprechenden Arbeits- und Pflegevorgänge durchlaufen: Reinigung, Spülung, Pflege, Prüfen und Sterilisation. Schutzkappen und -folien sind vollständig zu entfernen (**Abb. 46**).

Mikrochirurgische Instrumente müssen bei der ersten Aufbereitung in den dafür vorgesehenen Racks oder Haltevorrichtungen fixiert werden, um Beschädigungen zu vermeiden.

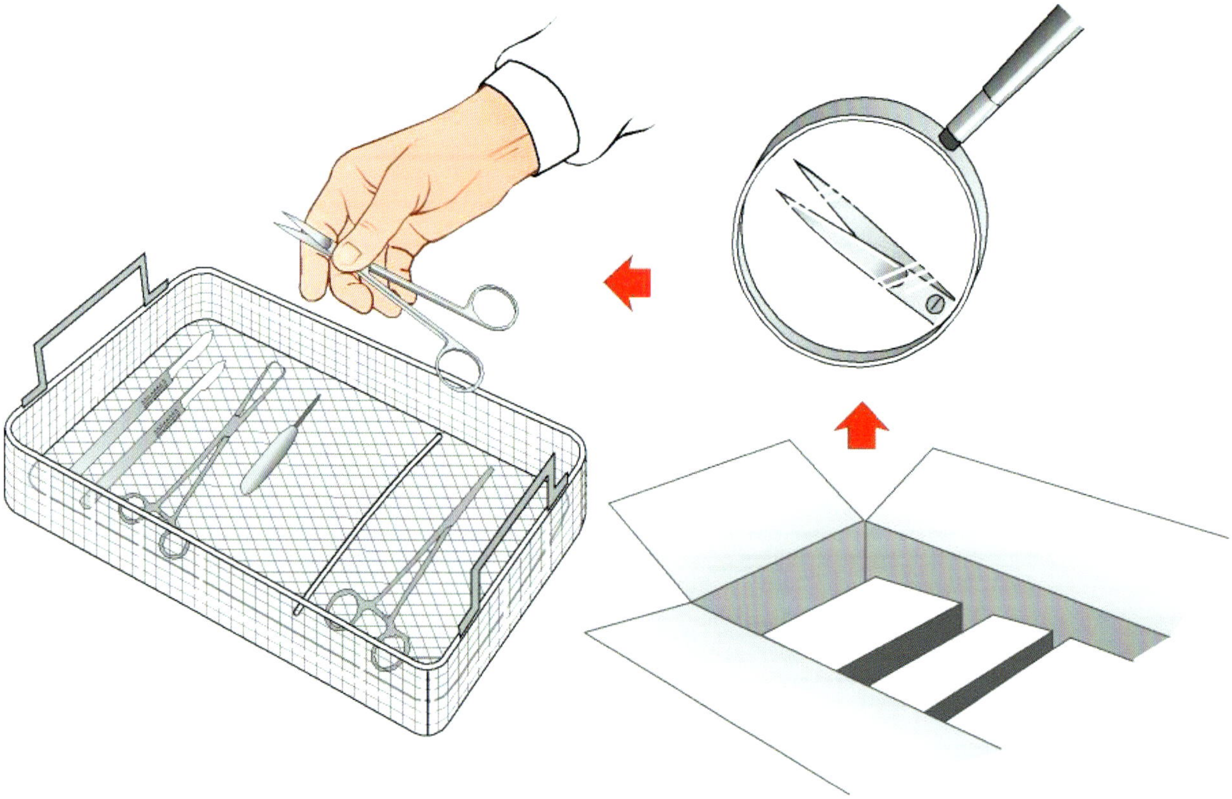

Abb. 46
Übernahme und Einsortieren von fabrikneuen Instrumenten.

11. Aufbereitung chirurgischer Instrumente bzw. Materialien unter Berücksichtigung der Creutzfeld-Jakob-Krankheit

Aufgrund der Problematik der Creutzfeld-Jakob-Krankheit (CJK) sind bei der Aufbereitung bzw. Desinfektion und Sterilisation besondere Wiederaufbereitungsmaßnahmen zu beachten. Die Erreger, d. h. die Prionen haften nicht nur besonders gut an Metalloberflächen bzw. Operationsinstrumenten, sondern sie können mit den herkömmlichen Desinfektions- und Sterilisationsmethoden offensichtlich nicht zuverlässig beseitigt werden.

Die Aufarbeitung von Medizinprodukten sollte daher grundsätzlich auf Basis der gemeinsamen Empfehlung der *Kommission für Krankenhaushygiene und Infektionsprävention* beim *Robert-Koch-Institut* und dem *Bundesinstitut für Arzneimittel und Medizinprodukte* erfolgen und mindestens zwei, auch für die Dekontamination bzw. Inaktivierung von Prionen, geeignete Verfahren kombinieren. Grundsätzlich sind hierbei thermostabile (dampfsterilisierbare) und thermolabile (nicht dampfsterilisierbare) Medizinprodukte zu beachten.

Weiterhin muss berücksichtigt werden, ob es sich um Patienten handelt, die (**1**) mit einem hohen Risiko, (**2**) mit einem erhöhten oder (**3**) einem niedrigen Risiko, die CJK zu haben oder zu entwickeln, behaftet sind. Bei der ersten Riskogruppe sollten möglichst nur Einwegmaterialien verwendet werden. Einwegmaterialien und Abfälle sollten durch Verbrennung entsorgt werden. Alle wiederverwendbaren Materialien sollten mit alkalischen Substanzen gereinigt und desinfiziert werden. Die Wirksamkeit der verschiedenen Verfahren ist in **Tab. 9** zusammengefasst. Hierbei wird eine maschinelle, validierte Reinigung in entsprechenden Reinigungsautomaten empfohlen. Wichtig ist, dass alle inneren und äußeren Oberflächen der Instrumente von der Reinigung bzw. der Nachspülung erfasst werden. Gegebenenfalls müssen die Lösungen mit einer Injektionsspritze in die Hohlräume eingebracht werden. Allerdings

Wirksamkeit verschiedener bei der Aufbereitung von Medizinprodukten eingesetzter Verfahren zur Dekontamination von Instrumenten und Inaktivierung von Prionen

Zumindest partiell wirksame Verfahren bzw. Mittel	Unwirksame Verfahren bzw. Mittel
• Sorgfältige, insbesondere alkalische Reinigung bzw. Desinfektion bei Raumtemperatur (sorgfältige Nachspülung zur Entfernung schädlicher Rückstände erforderlich!!)	• Alkohol
• NaOH (1 – 2 M für 24 h)	• Aldehyde, Formaldehyd-Gas
• Natriumhypochlorid (2,5–5 % für 24 h)	• H_2O_2
• Guadiniumthiocyanat (GdnSCN) (z. B. 4 M für 1 h; 6 M für 15 Min.)	• Phenole
	• HCl
	• Trockene Hitze, ionisierende Strahlung
	• UV-Strahlung

Tabelle 9

können die alkalischen Reinigungsmittel die Oberfläche der Instrumente angreifen bzw. es kann zu nachteiligen Materialveränderungen kommen.

Nach der Reinigung ist eine Dampfsterilisation bei 134° C für die Dauer von 1 Std. durchzuführen, bzw. bei Anwendung von Sterilisationszyklen soll deren Gesamtdauer 1 Std. betragen.

Bei Patienten mit einem erhöhten CJK-Risiko können die Instrumente in abgeänderter Form, d. h. für einen kürzeren Zeitraum aufbereitet und sterilisiert werden. Eine Dampfsterilisation von 134° C mit einer Haltezeit von mindestens 5 Minuten schließt sich an. Stehen validierte, standardisierte Reinigungsverfahren nicht zur Verfügung, so wird eine Dampfsterilisation bei 134° C mit einer Haltezeit von 18 Minuten empfohlen. Alternativ kann auch bei 121° C für die Dauer von 20 Minuten sterilisiert werden.

Kritisch ist zu bemerken, dass diese Vorgehensweise hinsichtlich ihrer Wirksamkeit z. T. umstritten ist, bzw. deren Wirksamkeit trotz der aggressiven Vorgehensweise als nicht hundertprozentig bewiesen gilt.

Muss bei Patienten mit Verdacht auf CJK ein endoskopischer Eingriff durchgeführt werden, so wird vom Robert-Koch-Institut empfohlen, Leihendoskope, die nach Gebrauch speziellen Aufbereitungsverfahren unterzogen werden, zu besorgen und einzusetzen. Auch können entsprechende Patienten zur Diagnostik von Prionenkrankheiten in bestimmte Zentren verlegt werden.

12. Einmalartikel

Einmalartikel, wie Kanülen, Skalpelle und entsprechend andere Instrumente dürfen prinzipiell einer Wiederaufbereitung nicht mehr zugeführt werden. Diese müssen entsprechend entsorgt werden. Wegen der Keimverschleppung wird auch ein Ablegen in Desinfektionslösung oder in einen speziellen Container empfohlen.

Jedoch ist der Begriff „Einmalartikel“ gesetzlich nicht klar definiert. Handelt es sich um eine Bezeichnung oder um eine Produkteigenschaft? Weiterhin spielt der Besitzerwechsel des Medizinproduktes während der Aufbereitung eine Rolle.

Eine Aufbereitung von bestimmten Einmalprodukten ist prinzipiell möglich, so dass die Produkte steril und pyrogenfrei sind. Auch sind die mechanischen Eigenschaften mit denen neuer Produkte vergleichbar. Jedoch ist eine entsprechende Analyse der Produkte vorher notwendig, die zum Ausschluss von bestimmten Produktgruppen führt. Eine sogenannte Konformitätsbewertung ist erforderlich, bevor das Produkt wieder in den Verkehr gebracht werden darf.

Bei besonders teuren Artikeln gibt es jedoch z. T. Ausnahmen, wenn z. B. das Verfallsdatum überschritten ist und die Einmalartikel noch nicht am Patienten eingesetzt wurden. Es existieren Verfahren zur Wiederaufbereitung bzw. Resterilisation, die aber entsprechend valide und reliabel sein müssen und für die strenge Ausschlusskriterien eine Rolle spielen. Auch können solche Verfahren nur bei wertintensiven Produkten und bei großer Stückzahl Anwendung finden. Dazu zählen bestimmte Sonden oder Tuben. Unter anderem spielt die Kosten-Nutzen-Relation eine Rolle. In der HNO-Heilkunde haben diese Verfahren derzeit noch keine Bedeutung. Abzugrenzen sind jedoch Verbrauchsmaterialien, wie z. B. Trachealkanülen.

Die Möglichkeit der Wiederaufbereitung von Einmalartikeln hängt zusammenfassend davon ab, mit welcher Qualität die Dekontamination durchgeführt werden kann, um die Gefährdung des Patienten auf ein Minimum zu reduzieren.

13. Spezielle Aspekte bei dem Umgang mit verschiedenen Arbeitsmaterialien in der HNO-Heilkunde

In den folgenden Abschnitten wird noch einmal speziell auf die Besonderheiten von HNO-ärztlichen Instrumenten und Arbeitsmitteln eingegangen. Überschneidungen bzw. Wiederholungen mit dem Inhalt in den vorherigen Kapiteln sind zur Vertiefung des Wissens beabsichtigt. Es werden besonders die Funktionsüberprüfung und Pflege berücksichtigt. Ein Anspruch auf Vollständigkeit kann nicht erhoben werden, jedoch werden die Besonderheiten bei den wichtigsten Instrumenten oder Geräten berücksichtigt.

13.1 Allgemeine HNO-Untersuchungsinstrumente

Das HNO-ärztliche Untersuchungsinstrumentarium umfasst vor allem Ohrtrichter, Ohrsonden, Watteträger, Ohrhäkchen, Ohrschlingen, Nasenspekula, Mundspatel, Tonsillenspatel bzw. Zungendrücker, Kehlkopf- bzw. Nasenrachenspiegel.

Bei den Mund- bzw. Tonsillenspateln oder Nasenspekula handelt es sich um relativ robuste Untersuchungsinstrumente, die dementsprechend auch am Behandlungs- bzw. Untersuchungsplatz praktisch „abgeworfen“ werden können. Jedoch ist eine pflegliche und sorgsame Handhabung bzw. ein „Ablegen“ auch in diesem Fall zu empfehlen.

Die Desinfektion und Reinigung der Untersuchungsinstrumente hat wie bei allen Instrumenten sorgfältig zu erfolgen. Bei den Instrumenten wird eine Nassentsorgung bzw. Desinfektion durchgeführt. Dazu wird eine entsprechende Desinfektionsmittellösung verwendet. Die Dauer richtet sich nach der Konzentration der Lösung (z. B. Sekusept Plus® 1,5 %ig eine Stunde oder Sekusept® Pulver 2,0 %ig ebenfalls eine Stunde). Die Instrumente werden in die täglich erneuerte Desinfektionslösung eingelegt und anschließend gereinigt bzw. gespült.

Bei der Pflege bzw. Kontrolle ist allgemein auf sichtbare Verformungen oder Grate zu achten. Kehlkopfspiegel sind mit und ohne Handgriff erhältlich, wobei verschiedene Größen vorrätig sein sollten. Spiegel sind generell einem Verschleiss unterworfen. Silberhinterlegte Glasspiegel können bei einer maschinellen Aufbereitung blind werden. Rhodiumbedampfte Spiegel sind zwar chemisch und thermisch beständig, sind jedoch empfindlicher gegenüber mechanischen Einflüssen. Auf „blinde“ oder „fleckige“ Untersuchungsspiegel ist daher zu achten. Diese sind sofort auszusondern. Bei den Nasenspekula ist auf die leichte Gängigkeit zu achten.

Eine Sterilisation von Untersuchungsinstrumenten ist zwingend erforderlich, auch wenn dann die Instrumente in der Behandlungseinheit nicht steril gelagert werden.

Neben den Untersuchungsinstrumenten kommt der Beleuchtung bei der HNO-ärztlichen Untersuchung eine große Bedeutung zu. Hierbei werden überwiegend Kaltlicht-Kopfleuchten eingesetzt. Die Kaltlicht-Kopfleuchte besteht aus einem verstellbaren Stirnband und der Stirnlampe, die über ein Fiberglaslichtkabel mit der Kaltlichtquelle verbunden ist. Diese Kopfleuchte findet nicht nur am Behandlungsplatz, sondern auch bei Untersuchungen am Patientenbett oder im Operationssaal Verwendung. Alternativ werden Kopfleuchten mit einer Glühlampe auch in Kombination mit einem kleinen Spiegel eingesetzt und über ein Stromkabel an einen Trafo angeschlossen oder per Batterie betrieben. Nach Verwendung ist vor allem das Stirnband mit einer Desinfektionslösung zu reinigen und zu trocknen.

13.2 Instrumente für die Ohr- und Mikrochirurgie

Bei den Instrumenten für die Ohrchirurgie handelt es sich vorzugsweise um Mikroinstrumente, aber auch um Saugrohre, Wundsperrer, Ohrtrichter und andere Instrumente.

Mikroinstrumente finden nicht nur in der Ohrchirurgie, sondern in allen anderen mikrochirurgischen Bereichen Anwendung (z. B. Gefäßanastomose, Nervennaht).

Mikroinstrumente müssen sehr sorgsam gereinigt und gepflegt werden, da sich sonst die feinen Arbeitsenden verbiegen können und die Instrumente unbrauchbar werden. Die Grobreinigung sollte mit feinen Bürstchen unter fließendem Wasser erfolgen, um auf diese Weise Blutreste aus den Arbeitsenden und den **Schlössern** zu entfernen. Eine anschließende Reinigung im Ultraschallbad sollte nicht mit anderen groben Instrumenten zusammen erfolgen.

Die Prüfung ist mit einer geeigneten Lupe durchzuführen. Hierbei ist auf einen exakten Schluss bei den feinen Fass- und Löffelzängchen zu achten. Mikrostanzen und -scheren dürfen nicht stumpf sein und sind ebenfalls sorgsam zu behandeln. Spitze Instrumente, wie Präparier- oder Parazentese-Nadeln dürfen keine Anzeichen von Verformungen aufweisen und müssen spitz sein.

Die Schlösser von Mikrozängchen müssen regelmäßig geölt werden, um sie leichtgängig zu halten und ein ungehindertes Arbeiten zu ermöglichen.

Damit die Mikroinstrumente bei der Aufbewahrung nicht beschädigt werden, empfiehlt sich die Lagerung feiner bzw. spitzer Ohrinstrumente (Häkchen, Ohrmesser, Parazentese-Nadeln) in einem speziell dafür vorgesehenen Rack bzw. in einem sogenannten Kipprahmen, der vor allem die Arbeitsenden schützt. Nur so werden die Instrumente für die Ohr- oder Mikrogefäßchirurgie funktionsbereit gehalten, Beschädigungen verhindert sowie das Personal vor Verletzungen geschützt (**Abb. 47**).

Checkliste zur Prüfung von Instrumenten für die Ohr- und Mikrochirurgie (Auswahl)

Instrument	**Besonderheiten**
Ohrpinzetten	richtiger Schluss, kein „Überwerfen“
Ohrtamponzängchen, Ohrzängchen	richtiger Schluss, leichte Beweglichkeit, ordnungsmäßige Befestigung aller Teile
Parazentese-Nadel	Spitze nicht verbogen und scharf (Lupe)
Sichelmesser	Spitze bzw. schneidende Seite scharf, keine Verbiegung (Lupe)
Perforatoren	Spitze gerade, keine Verformung (Lupe)
Rasparatorium	Ende scharf und ohne Grate
Wundsperrer	Branchen nicht verbogen, nicht „angebohrt“, richtiges Einrasten
Mikroscherchen, Mikrostanze	keine Verformung, scharf, richtiger Schluss (Lupe)
Sauggriff und Saugrohre	Enden gerade (nicht beschädigt, nicht „angebohrt“), keine Verformung, alle erforderlichen Größen, Lumen sorgfältig desinfizieren, durchspülen bzw. trocknen
Mikronadelhalter	keine Verformungen, kein „Überwerfen“, leichte Gängigkeit

Tabelle 10

Bei selbsthaltenden Wundsperrern ist auf Beschädigungen, z. B. der feinen Zähne durch **Bohren** und eine einwandfreie Arretierung, zu achten. „Angebohrte“ Wundsperrer sind als defekt anzusehen und auszusondern. Scharfe Löffel müssen sorgfältig gereinigt werden und müssen scharf sein.

Saugrohre werden nach Gebrauch möglichst sofort durchgespült bzw. mit Druckluft gereinigt. Zum Spülen wird lauwarmes Wasser oder Reinigungsdesinfektionslösung verwendet. Die Saugrohre müssen sorgfältig getrocknet bzw. durch- und trockengeblasen werden. Hierbei ist darauf zu achten, dass die Saugrohre für die Ohrmikrochirurgie z. T. sehr fein sind (< 1 mm Durchmesser). Reinigungs-Mandrins sind vom Ansatz her in das Saugrohr einzubringen. Feine Saugrohre sind grundsätzlich auf ihre Unversehrtheit zu prüfen. Sie können auch z. B. beim Bohren beschädigt werden. Alternativ sollte der Einsatz von Einmalsaugrohren verschiedener Größen erwogen werden. (**Tabelle 10**)

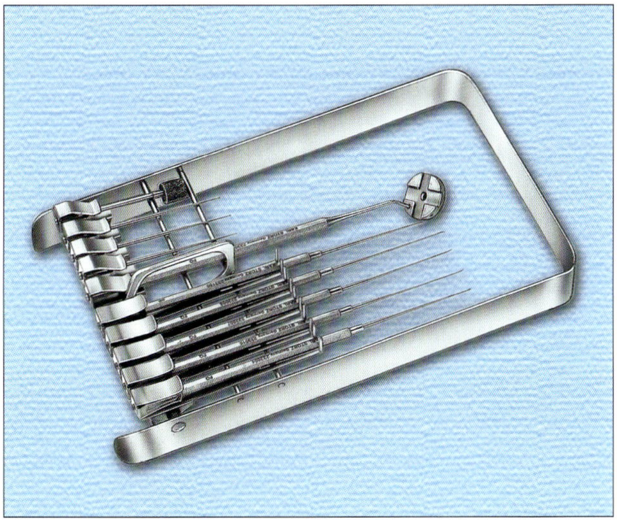

Abb. 47
Kipprahmen mit Halterung für Mikroinstrumente

Checkliste zur Prüfung von Instrumenten für die Nasen- und Nasennebenhöhlenchirurgie (Auswahl)	
Instrument	**Besonderheiten**
Nasenspekula verschiedener Größe	leichte Gängigkeit, intakte Rückstellfeder
Nasenpinzetten, Nasentamponzange	kein „Überwerfen", vollständiger Schluss
Knorpel- und Knochenquetsche	ausreichend fest geschlossenes Gelenk (wenn vorhanden)
Septumzange	vollständiger Schluss
Conchotom	vollständiger Schluss, leichte Gängigkeit, scharfe Branchen
Columellaklemme	Arretierung überprüfen
Sichelmesser, Septummesser, Ritzmesser	Spitze bzw. schneidende Seite scharf, keine Verbiegung
Nasenzange	vollständiger und fester Schluss, leichte Gängigkeit
Meißel, Osteotome	Schnittkanten scharf, keine Verbiegungen oder Verformungen
Stirnhöhlenbougie	keine sichtbaren Verformungen
Knochenraspel bzw. Rasparatorium	Arbeitsflächen scharf, auf Rückstände achten
Doppelelevatorium	keine sichtbaren Verbiegungen, spitzes Ende keine Verformung bzw. Grat
Stanzen	keine Verformung, scharf, richtiger Schluss (ggf. Prüfung mit der Lupe)
Saugrohre	Enden gerade (nicht beschädigt, keine Grate), Durchgängigkeit bzw. Rückstände, Lumen sorgfältig desinfizieren, durchspülen bzw. trocknen

Tabelle 11

13.3 Instrumente für die Nasen- und Nasennebenhöhlenchirurgie

Bei den Nasen- und Nasennebenhöhleninstrumenten kann man grundsätzlich zwischen Instrumenten für die Chirurgie der inneren und äußeren Nase, also Septumplastik und Rhinoplastik, und Instrumenten für das Nasennebenhöhlensystem unterscheiden. Dafür stehen spezielle Instrumente, wie Spekula, Sinuskopie-Trokare, Endoskope, Saugrohre, Faßzängchen, Stanzen und schneidende Zängchen bzw. Conchotome im Vordergrund, die für die Nasen- und Nasennebenhöhlenchirurgie verwendet werden.

Auch diese Instrumente sind zum Teil sehr fein und müssen sorgfältig gereinigt, geprüft und sterilisiert werden.

Bei der Reinigung und Pflege müssen die Instrumente entsprechend sorgfältig gereinigt werden. Das gilt besonders für Stanzen, wie z. B. die Antrumstanze, Zängchen usw. vor allem auch Raspeln sind sorgfältig zu säubern.

Spekula dürfen keine Verformungen bzw. Grate aufweisen und es ist auf eine korrekte Gängigkeit zu achten.

Meißel und Osteotome müssen nicht nur äußerlich unbeschädigt und frei von Verformungen sein. Deren Arbeitsenden müssen auch die erforderliche Schärfe aufweisen, was besonders bei Osteotomen von großer Bedeutung ist. Pinzetten dürfen sich nicht „überwerfen". Fasszangen (z. B. nach Hartmann) müssen korrekt schließen bzw. man muss damit Gewebe o. Ä. richtig fassen können. Schneidende Instrumente, also Scheren, Conchotome oder Stanzen müssen scharf sein.

Stanzen sind zum Teil komplexe Instrumente. Sie sind korrekt zu säubern und müssen gegebenenfalls zerlegt werden. Stanzen müssen nicht nur scharf, sondern auch leicht gängig sein.

Schutz- bzw. Handhülsen für die endoskopische Nasennebenhöhlenchirurgie dürfen nicht verbogen sein; das Endoskop darf z. B. nicht unter Widerstand eingeführt werden (**Tabelle 11**).

Checkliste zur Prüfung von Instrumenten für Operationen in der Mundhöhle und im Pharynx (Auswahl)	
Instrument	**Besonderheiten**
Mundsperrer bzw. -spatel, Zungenhalter	richtiges Einrasten, leichte Beweglichkeit, ordnungsgemäße Befestigung aller Teile, Enden nicht verbogen, keine Grate, alle erforderlichen Größen (Mundspatel)
Kornzange, Tonsillenfasszange	richtiger Schluss, kein „Überwerfen"
Tonsillenschnürer	leichte Beweglichkeit bzw. Einrasten, Feder mit ausreichender Spannung und keine sichtbaren Verformungen, neue Schlinge
Tonsillenmesser bzw. Tonsillenretraktor und -dissektor	schneidendes Ende scharf (Spitze), keine Verbiegungen
Ringmesser	scharf, keine sichtbaren Verformungen, alle erforderlichen Größen
Scheren	keine Verformung, scharf, richtiger Schluss
Saugrohre	Durchgängigkeit, keine Grate, keine sichtbaren Verformungen, Lumen sorgfältig desinfizieren, durchspülen bzw. trocknen

Tabelle 12

13.4 Instrumente für Operationen in der Mundhöhle und im Pharynx

Bei diesen Instrumenten handelt es sich meist um relativ robuste Instrumente in Form von Mundsperrern, Spateln, Fasszangen oder Elevatorien, aber auch um Spiegel für die intraoperative Inspektion des Nasenrachens. Unabhängig von der Robustheit ist natürlich eine sorgsame Handhabung, Reinigung und Prüfung unabdingbar.

Bei der Pflege und Reinigung müssen die Instrumente ggf. zerlegt, sorgfältig gesäubert und hinsichtlich ihrer Gängigkeit geprüft werden.

Bei den Ringmessern und schneidenden Elevatorien bzw. Rasparatorien (z. B. nach Henke) muss darauf geachtet werden, dass diese scharf sind. Tonsillenschnürer müssen sorgfältig gereinigt werden, auf Funktionsfähigkeit geprüft und deren Drahtschlinge jeweils erneuert werden.

Beim Packen der Siebe ist es wichtig, dass die Sets vollständig sind. Die verschiedenen Größen und Arten von Ringmessern und Mundsperrern müssen vorhanden sein. Nasenrachen- bzw. Kehlkopfspiegel dürfen nicht „blind“ sein und müssen dann ggf. entsorgt werden (**Tabelle 12**).

13.5 Instrumente für Weichteil- bzw. Halstumorchirurgie

Diese Instrumente werden vor allem für kleinere Eingriffe an den Weichteilen (z. B. Lymphknotenentfernung) oder für größere Eingriffe (z. B. Neck dissection) verwendet. Entsprechend sind die Siebe zu gestalten bzw. zu packen.

Bei den Instrumenten für Weichteil- bzw. Halstumorchirurgie müssen die allgemeinen Aspekte der Instrumentenpflege, Reinigung und Prüfung ebenso wie in allen anderen Fachgebieten beachtet werden. Da die empfohlenen Sets teilweise sehr umfangreich sind, ist vor dem Verpacken der Siebe unbedingt auf deren Vollständigkeit zu achten. Für spezielle Operationen können einzelne Zusatz-Sets zusammengestellt werden (z. B. Anthelixplastik, Parotisoperation, Mikrochirurgie).

Checkliste zur Prüfung von Instrumenten für die invasive Endoskopie (Rohrendoskope)	
Instrument	**Besonderheiten**
Endoskoprohre (Laryngoskop, Ösophagoskop, Bronchoskop)	• Lumen sorgfältig desinfizieren, durchspülen bzw. trocknen • auf Rückstände achten • Baukastensysteme müssen vollständig sein • auf leichte Beweglichkeit der Bauteile zueinander achten • Befestigung der Bauteile zueinander • Enden nicht beschädigt oder scharfkantig • keine sichtbaren Verformungen • Lichtleiter: keine Beschädigungen, Knicke, Verformungen
Laryngoskop (zur Mikrolaryngoskopie)	• starre Fiberglas-Lichtstäbe sorgsam behandeln • Ist Bruststütze problemlos an Endoskoprohr anzustecken?
Zängchen und Doppellöffel	• keine sichtbaren Verbiegungen, richtiger Schluss, leichte Beweglichkeit
Schere für Endoskopie	• keine Verformung, scharf, richtiger Schluss (Prüfung mit der Lupe)
Teller- bzw. Ritzmesser	• Spitze bzw. schneidende Seite scharf, keine Verbiegung
Saugrohre	• Lumen sorgfältig desinfizieren, durchspülen bzw. trocknen, keine sichtbaren Verformungen, freies Lumen
Nadelhalter für endoskopische Operationen	• keine Verformungen, kein „Überwerfen", leichte Gängigkeit

Tabelle 13

13.6 Instrumente für die „invasive" Endoskopie

Bei der „invasiven" Endoskopie werden sowohl starre als auch flexible Instrumente eingesetzt. Bei den starren Instrumenten unterscheidet man die Spatel- bzw. Rohrendoskope von den Endoskop- bzw. Stablinsenoptiken. Flexible Endoskope gibt es dagegen mit und ohne Arbeitskanal. Einsatzort der Endoskope sind praktisch alle Bereiche der HNO-Heilkunde, d. h. Ohr, Nase, Pharynx, Trachea und Ösophagus. Die Desinfektion, Reinigung, Prüfung, Pflege und Sterilisation von Stablinsenoptiken bzw. flexiblen Endoskopen wurde bereits in den vorhergehenden Abschnitten ausführlich behandelt.

In diesem Abschnitt soll auf die Besonderheiten der Spatel- bzw. Rohrendoskope bzw. der Instrumente zur Mikrolaryngoskopie, Ösophagoskopie und Bronchoskopie eingegangen werden. Hierbei stehen sehr verschiedene Instrumente unterschiedlicher Bauart zur Verfügung: z.B. Laryngoskope nach Kleinsasser, Holinger, Jackson oder Weerda; Ösophagoskope nach Brünings, Haslinger oder Roberts-Jesberg; Beatmungstracheo- bzw. -bronchoskope nach Storz, Wolf, Friedel, Brandt. Meist handelt es sich um sogenannte Baukastensysteme, die aus verschiedenen Elementen zusammengesetzt werden.

Neben den Rohr- bzw. Spatelendoskopen werden auch hier zusätzlich sowohl starre Stablinsenoptiken, z. B. in Kombination mit optischen Zangen, als auch flexible Endoskope angewendet.

Es kann nicht oft genug darauf hingewiesen werden, dass die Stablinsenoptiken und flexiblen Optiken, die vor allem bei der Mikrolaryngoskopie oder der Bronchoskopie mit eingesetzt werden, sehr empfindliche Arbeitsmittel sind. Sie müssen besonders pfleglich bei Reinigung, Aufarbeitung bzw. Sterilisation behandelt werden. Lange Stablinsenoptiken für die Bronchoskopie sind ganz besonders empfindlich und damit vorsichtig zu handhaben.

Die Instrumente für die starre Endoskopie bzw. die Rohrendoskope für die Ösophagoskopie und die Bronchoskopie bestehen meist aus mehreren Einzel- bzw. Bauteilen, d. h. aus sogenannten Baukastensystemen. Aus diesem Grund müssen Ösophagoskope und Bronchoskope zur Reinigung zerlegt werden. Das Reinigen bzw. Zusammenbauen sollte stets problemlos und ohne unangemessene Kraftanwendung erfolgen. Bei den Ösophagoskopen nach Brünings oder Haslinger beispielsweise, die aus einem Einführrohr bzw. Hauptrohr mit Handgriff und Lichtquelle und einem Vorschubrohr bzw. -schlitten bestehen, müssen „Schlitten" bzw. Rohre leicht gegeneinander verschiebbar sein. Augrund von unsichtbaren Verbiegungen oder sonstigen Verschleißerscheinungen können Bauteile unterschiedlicher Endoskoprohre nicht zueinander „passen". Der „Schlitten" darf dann auch nicht mit Gewalt eingeführt werden. Bei der Pflege und auch vor der Endoskopie muss geprüft werden, ob das Vorschubrohr reibungsarm und ohne übermäßige Kraftanwendung im Hauptrohr gleiten kann. Eine Funktionsbeeinträchtigung bzw. ein Verklemmen der beiden Rohrbestandteile kann während der Endoskopie unangenehme Folgen haben. Auch die Instrumente oder Saugrohre müssen eine entsprechend angepasste Arbeitslänge aufweisen.

Die einzelnen Bestandteile der Baukastensysteme müssen vor dem Packen der Sets auf Vollständigkeit überprüft werden.

Endoskoprohre dürfen am Ende (distal) nicht scharfkantig sein, das trifft auch für die Saugrohre zu. Saugrohre müssen aufgrund der Länge besonders sorgfältig gereinigt werden. Beschädigte Optiken, Rohrendoskope oder verbogene Trokare bzw. Instrumente dürfen nicht mehr verwendet bzw. müssen aussortiert werden.

Starre Fiberglas-Lichtstäbe in den Endoskoprohren, die z.B. bei den Endoskoprohren nach Kleinsasser Anwendung finden, sind sorgsam zu behandeln. Sie können leicht abbrechen, sich verbiegen oder locker sein. Auch die Stellschraube zur Fixierung am Endoskoprohr darf nicht mit unangemessener Kraft festgedreht werden.

Das Operationsinstrumentarium umfasst vor allem Zangen, Scheren, Messer und Saugrohre, die aufgrund des Arbeitsabstands eine entsprechende Länge aufweisen. Neben der Funktionskontrolle dürfen auch keine sichtbaren Verformungen bzw. Verbiegungen bestehen.

Nach dem Durchspülen ist besonders darauf zu achten, dass die Lumina der Endoskope und auch der Saugrohre vollständig trocken sind (**Tabelle 13**).

13.7 Bohr- bzw. Motorensysteme

Bei den Motorensystemen unterscheidet man je nach Antriebsart zwischen Systemen, die per Druckluft oder Elektromotor betrieben werden. In der HNO-Heilkunde werden in der Regel die zuletzt genannten Systeme angewandt.

Chirurgische Motorensysteme werden zum Bohren, Fräsen, Glätten, Sägen und Schneiden eingesetzt, wobei entsprechendes Zubehör, wie Sägen, Dermatome usw. Anwendung finden. Haupteinsatzgebiete sind die Felsenbein- und Nasennebenhöhlenchirurgie, die Osteosynthese, die Osteotomie bzw. das Durchtrennen von Knochen oder Knorpel und die Gewinnung freier Hauttransplante. Motorensysteme finden somit nicht nur in der Ohrchirurgie und Nasennebenhöhlenchirurgie Anwendung, sondern werden in praktisch allen HNO-Bereichen eingesetzt. Mit ihnen wird nicht nur Knochen, sondern auch Knorpel und andere Werkstoffe bearbeitet. Dementsprechend werden unterschiedliche Bohrsysteme und Zubehör eingesetzt, was bei der Aufbereitung bzw. Pflege der Arbeitsmittel beachtet werden muss.

Der Motor sollte niemals in Wasser oder chemischen Lösungen zur Desinfektion eingelegt werden. Auf eine sorgfältige Austrocknung nach Reinigung des Motorgehäuses und des Motorkabels mit einem saugfähigen Tuch ist besonders zu achten.

Im Hinblick auf einen dauerhaften Einsatz und die Werterhaltung kommt der Schmierung eines Motorensystems große Bedeutung zu.

Rosen- bzw. Hartmetallbohrer bzw. Fräsen müssen scharf sein. Weiterhin dürfen Bohrer nicht „schlagen", worauf bereits während der Operation geachtet werden sollte.

Bohrer bzw. Fräser werden mit entsprechenden Drahtbürsten sorgfältig gesäubert. Spitze Kanülen sind ungeeignet, da Verletzungsgefahr besteht. Bohrer / Fräser müssen immer scharf sein. Stumpfe und defekte Bohrer bzw. Fräser müssen entsorgt werden. Die operative Anwendung von stumpfen oder infolge von Knochenrückständen in ihrer Funktion beeinträchtigten Bohrern / Fräsern birgt die Gefahr, dass der Operateur versucht sein kann diesen Nachteil durch unangemessen hohen Kraftaufwand auszugleichen. Durch die dabei frei werdende Reibungswärme können Nekrosen oder sonstige Gewebeschäden sowie iatrogene Verletzungen an besonders vulnerablen Strukturen, wie z.B. Nerven, Gehörknöchelchen etc., hervorgerufen werden. (**Abb. 48**)

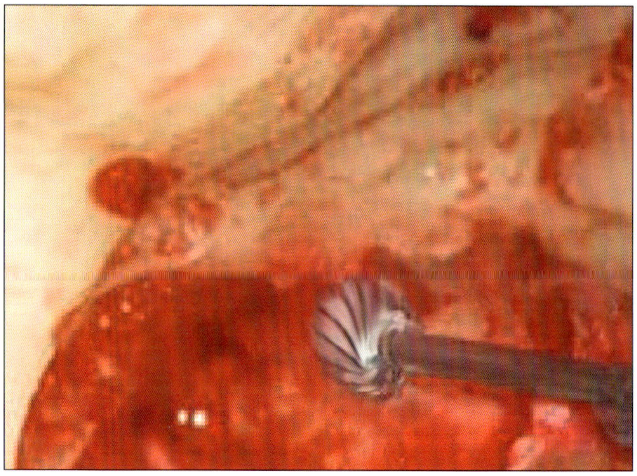

Abb. 48
Bohrer mit daran haftenden Knochenrückständen

Die Handstücke und Mikrochirurgieeinsätze müssen einwandfrei funktionieren. Vor allem muss der Bohrer ohne Probleme einzuspannen sein. Die einzelnen Schritte können so gleichzeitig geübt werden. Dazu gehört beispielsweise das Einspannen des Bohrers bzw. Mikrochirurgieeinsatzes in Abhängigkeit von der Drehrichtung. Wichtig ist außerdem, dass der Bohrer dann auch fest arretiert ist. Das betrifft auch alle Verbindungen zwischen den einzelnen Komponenten. Die Schlauchsysteme für die Spülung beim Einsatz müssen ebenfalls hinsichtlich Dichtigkeit, Unversehrtheit und ausreichender Länge sorgfältig kontrolliert werden.

Eine Sterilisation des Mikromotors mit Dampf oder Gas ist entsprechend der Herstellerangaben möglich. Zur Dampfsterilisation ist der Motor zweckmäßigerweise auf eine Textilunterlage oder in ein Tuch einzuschlagen. Die Angaben des Herstellers sind zu beachten. Das Motorkabel darf dabei nicht zu eng gewickelt werden, wobei die Schlaufen nicht weniger als etwa 10 cm im Durchmesser gewickelt werden dürfen.

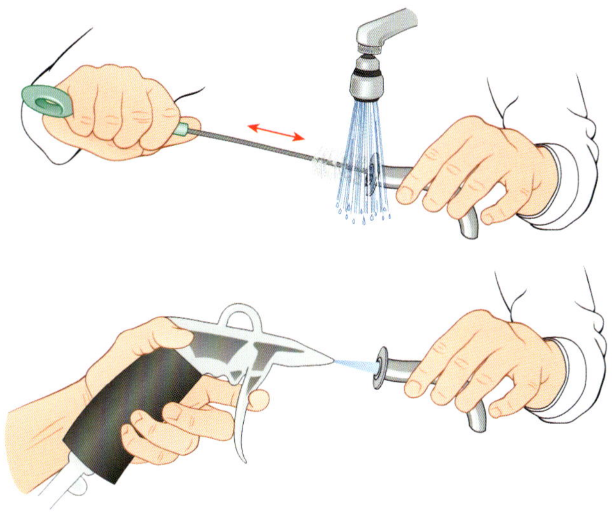

Abb. 49
Reinigung einer Trachealkanüle

13.8 Trachealkanülen und Platzhalter

Vor allem Trachealkanülen und Endothesen bzw. Platzhalter stehen im Sinne von Verbrauchsmaterialien im Vordergrund.

Trachealkanülen stellen neben den täglich verwendeten Instrumenten eine besondere Gruppe von Verbrauchsmitteln in der HNO-Heilkunde dar. Sie werden am Patienten nicht nur im Operationssaal oder auf der Intensivstation eingesetzt, sondern finden natürlich auch am HNO-Untersuchungsplatz oder im ambulanten Bereich Verwendung.

Bei der Wiederaufbereitung muss darauf geachtet werden, um welche Art von Trachealkanüle es sich handelt. Prinzipiell werden Silber-, Plastik- Sprech- und sogenannte Tracheostomiekanülen, (d. h. blockbare Kanülen) unterschieden. Letztere sind Einmalartikel und werden besonders auf Intensivstationen eingesetzt. Die übrigen Kanülenarten sind wiederverwendbar. Silber-, Plastik- bzw. Sprechkanülen bestehen aus einer Außenkanüle und einer Seele.

Die Möglichkeit zur Wiederaufbereitung einer Trachealkanüle richtet sich nach der Kanülenart, dem Verwendungszweck bzw. Patientengut, dem Material und auch der Materialbeschaffenheit.

Wiederverwendbare Trachealkanülen werden in lauwarmem Wasser unter Zuhilfenahme eines milden Spülmittels oder Seife gereinigt und müssen dann gut abgespült werden. Die Reinigung wird durch eine kleine Bürste unterstützt (**Abb. 49**). Die Desinfektion erfolgt mit den üblichen Lösungen, wie z. B. Sekusept forte in 3%iger Lösung. Kunststoff-Trachealkanülen können – falls notwendig – mit Ethylenoxid sterilisiert werden. Silber- bzw. Metallkanülen können bei Bedarf in einem Silbertauchbad gereinigt werden, wobei sie danach gründlich mit warmen Wasser abgespült werden müssen. Da Trachealkanülen innen hohl sind, muss auf eine entsprechende Trocknung geachtet werden. Metallkanülen können auch problemlos mit Dampf sterilisiert werden. Eine permanent benutzte Kanüle sollte etwa nach einem Vierteljahr durch eine neue ersetzt werden.

Einmalartikel, die zum Teil sehr kostenintensiv sind, stellen eine besondere Problematik hinsichtlich erneuter Aufbereitung bzw. Verwendung dar. Dazu zählen z. B. Endothesen, wie der Silikon-T-Tubus nach Montgomery (Montgomery-Endothese).

Der Silikon-T-Tubus nach Montgomery ist Mittel der Wahl zur Stabilisierung der Trachea bei Stenosen oder Tracheomalazien. Jedoch muss die Endothese in gewissen Abständen gewechselt werden, was aber sehr kostenintensiv ist. Nach Angaben des Herstellers (z. B. Medical Products) muss vor dem Gebrauch der Endothese – die unsteril angeliefert wird – diese dampfsterilisiert werden (3 Minuten, 118° C). Da von der mehrmaligen Verwendung bei demselben Patienten nicht abgeraten wird, ist eine entsprechende Aufbereitung und Sterilisation zur insgesamt zweimaligen Anwendung möglich.

Implantate, wie Provox-Sprechkanülen, Paukenröhrchen, Gehörknöchelchen-Prothesen dürfen hingegen aus verständlichen Gründen nicht wiederaufbereitet bzw. resterilisiert werden.

14. Zusammenfassung

Die Pflege, Reinigung, Desinfektion und Sterilisation der HNO-ärztlichen Instrumente ist besonders wichtig, da diese bei unsachgemäßer Behandlung nicht mehr verwendet werden können, kein steriles Arbeiten mehr möglich ist und unnötige Reparaturkosten entstehen.

In der HNO-Heilkunde kommen sehr unterschiedliche Instrumente und Arbeitsmittel zum Einsatz.

Die Tätigkeit des Pflege- und des ärztlichen Personals bei der Wiederaufbereitung usw. birgt viele Infektionsrisiken.

Die entsprechenden Aufgaben der Pflege und Wartung umfassen im Einzelnen:

- Fabrikneue Instrumente aus der Versandpackung entfernen, Prüfen der Instrumente und Zuordnen auf die Instrumentensiebe.
- Benutzte Instrumente ablegen und fachgerechte Desinfektion vorbereiten
- Reinigung, Desinfektion sowie Spülung und Trocknung
- Prüfung auf Sauberkeit und Unversehrtheit
- Pflege und Instandsetzung
- Prüfen auf Funktionsfähigkeit und Vollständigkeit, unbrauchbare Instrumente aussortieren und entsorgen bzw. reparieren lassen, Ersetzen der aussortierten Instrumente durch neue
- Zusammenstellen der Sets und Verpacken (sterilisationsgerechte Verpackung)
- Sterilisation
- Sterile Bereitstellung

Die Arbeitsgänge Reinigung sowie Desinfektion der Instrumente bzw. Geräte, Durchsicht sowie Pflege, Sterilisation und die entsprechende Bereitstellung sind damit besonders hervorzuheben. Die einzelnen Arbeitsgänge müssen dem HNO-ärztlichen Spezialinstrumentarium bzw. den Arbeitsmitteln angepasst werden.

Bei der Entsorgung von gebrauchten Instrumenten bzw. Arbeitsmitteln werden diese in einem Entsorgungscontainer abgelegt und nicht „abgeworfen“. Die Entsorgungscontainer sind aufgrund der Kontaminationsgefahr geschlossen zu transportieren.

Gebrauchte Instrumente bzw. Arbeitsmittel sind möglichst unmittelbar nach Gebrauch aufzubereiten.

Bei der Pflege, Reinigung und Desinfektion von Arbeitsmaterialien in der HNO-Heilkunde sind die Bedienungsanweisungen bzw. Angaben der Hersteller genau einzuhalten.

Die Reinigung bzw. Desinfektion kann manuell oder maschinell geschehen.

Die manuelle Reinigung erfolgt mit Bürsten und einer weichen Nagelbürste. Es dürfen keine Stahlwolle oder Metallbürsten verwendet werden. Beim Beschicken von Reinigungsmaschinen mit Instrumenten ist darauf zu achten, dass diese in geöffnetem Zustand nebeneinander gelagert werden.

Die Dosierung, die Einwirkzeit sowie -temperatur sind bei der Desinfektion und Reinigung unbedingt einzuhalten.

Nach der Reinigung muss unter Verwendung von deminerilisiertem bzw. sterilem, vollentsalzten Wasser sorgfältig nachgespült werden.

Die Durchsicht und Pflege umfasst das Trocknen der gereinigten Instrumente bzw. Arbeitsmittel, vorzugsweise mit einem weichen, fusselfreien Tuch. Vor jeder Lagerung muss das Instrument oder Arbeitsmittel getrocknet werden. Das ist besonders bei Endoskopen mit Arbeits- oder Insufflationskanal wichtig.

Die Funktionsprüfung sollte mit einer geeigneten Lupe vorgenommen werden. Schadhafte Instrumente bzw. Arbeitsmittel sind auszutauschen.

Abgenutzte, korrodierte, deformierte oder anderweitig beschädigte Instrumente sind auszusortieren. Instrumente, die zur Reparatur eingesandt werden, müssen aus hygienischen Gründen vollständig aufbereitet werden.

Starre Endoskope mit Verformungen müssen zur Reparatur eingesandt werden. Eine klare Sicht kann bei Endoskopen nur dann erzielt werden, wenn Objektiv und Okular vollständig sauber sind. Ansonsten ist das Bild grau, trüb und unscharf. Bei schlecht gereinigten Endoskopen ist das Sichtfeld eingeschränkt und die Sicht vermindert. Auch kommt es durch schlecht gereinigte Lichteintritts- und -austrittsflächen zu einem erheblichen Lichtverlust. Lichtleiter und Lichtkabel sind auf Faserbrüche zu prüfen. Schwarze Punkte zeigen bei der optischen Kontrolle entsprechende Brüche, welche die Lichtleistung erheblich mindern können. Diese schwarzen Punkte weisen auch bei flexiblen Endoskopen auf Faserbrüche hin.

Die Sterilisation kann in Form von Dampfsterilisation, oder bei thermolabilen chirurgischen Arbeitsmitteln bzw. Geräten in Form von Gassterilisation erfolgen. Auch hier sind besonders die Hinweise der Hersteller zu beachten.

Eine Sterilisation ersetzt nicht die Aufbereitung bzw. Reinigung und Desinfektion und ist somit kein Ersatz für Sauberkeit.

15. Literatur

1. Vom Umgang mit chirurgischen Instrumenten. Krankenpfl J 26, 268-274, 1988.

2. Instrumentenaufbereitung richtig gemacht. 6. Ausgabe, Arbeitskreis Instrumentenaufbereitung, 1997.

3. Anforderungen an die Hygiene bei der Aufbereitung von Medizinprodukten. Bundesgesundheitsbl-Gesundheitsforsch-Gesundheitsschutz 44, 1115-1126, 2001.

4. Die Variante der Creutzfeldt-Jakob-Krankheit (vCJK). Epidemiologie, Erkennung, Diagnostik und Pravention unter besonderer Berücksichtigung der Risikominimierung einer iatrogenen Übertragung durch Medizinprodukte, insbesondere chirurgische Instrumente – Abschlussbericht der Task Force vCJK zu diesem Thema. HNO 50, 296-315., 2002.

5. Anforderungen an die Hygiene bei der Aufbereitung flexibler Endoskope und endoskopischen Zusatzinstrumentariums. Empfehlung der Kommission für Krankenhaushygiene und Infektionsprävention beim Robert Koch-Institut (RKI). Bundesgesundheitsbl-Gesundheitsforsch-Gesundheitsschutz 45, 395-411, 2002.

6. Brandt R. H.: Endoskopie der Luft- und Speisewege. Diagnostische und therapeutische Arbeitsmethoden. Anwendung – Ergebnisse, Springer, Berlin – Heidelberg – New York – Tokyo, 1985.

7. Debrand-Passard A., Wunderle G., eds.: Klinikleitfaden OP-Pflege. 2. Series: Klinikleitfaden OP-Pflege. Gustav Fischer, Stuttgart – Jena, 1998.

8. Ebner W., Laszig R., Hauer T. H., Rüden H., Daschner F.: Sinnvolle und nicht sinnvolle Hygienemaßnahmen. HNO 48, 693-699, 2000.

9. Exner M., Leiss O.: Hygienische Anforderungen bei der Endoskopie in der ärztlichen Praxis. Hyg Med 14, 312-316, 1989.

10. Federspil P., Federspil P. A.: Tonsillenbiopsie zur Frühdiagnostik der Variante der Creutzfeldt-Jakob-Krankheit. HNO 50, 282-286., 2002.

11. Geiss H. K., Hörmann K.: Hygiene in der HNO. Was ist nötig, was ist möglich? HNO 46, 695-698, 1998.

12. Geiss H. K.: HNO-Endoskopie in der Praxis. Wie viel Hygiene muss sein? Laryngorhinootologie 79, 680-681, 2000.

13. Ghahremani M., Arndt R.: Instrumentenkunde in der zahnärztlichen Chirurgie. Ein Leitfaden für Studium und Praxis, Thieme, Stuttgart – New York, 1994.

14. Glauch H., Haaf E.: Chirurgische Instrumente. Operationslagerungen. Operationsabläufe. 3., Thieme, Stuttgart – New York, 1989.

15. Hautkappe A., Seiter H., Jocham D., Winter H., Flohr H., Rübben H.: Das Medizinproduktegesetz – Anwendervorschriften und Konsequenzen für den Urologen. Urologe B 39, 107-112, 1999.

16. Hörmann K., Hirth K., Stasche N., Plinkert P. K., Heeg P., Geiss H. K.: Pilotstudie zur hygienischen Aufbereitung optischer Instrumente in der Hals-Nasen-Ohrenheilkunde. HNO 48, 645-649, 2000.

17. Jung G.: Pflegestandards in der minimal-invasiven Chirurgie: Pflege – Assistenz – Instrumente, Schlütersche Verlagsanstalt, Hannover, 1996.

18. Kaiser R., Ininger G., Stölein E.: Was sollte der HNO-Arzt über das aktuelle Medizinprodukterecht wissen. HNO 51, 513-527, 2003.

19. Kirchberg: Das Medizinproduktegesetz: was Pflegende wissen müssen, Schlütersche Verlagsanstalt, 2003.

20. Kramer A.: Schwerpunkte der Infektionsprävention und des hygienischen Qualitätsmanagment in der Hals-Nasen-Ohren-Heilkunde mit besonderer Berücksichtigung operativer Eingriffe. Laryngo-Rhino-Otol 78, 263-268, 1999.

21. Mauz P.-S., Tropitzsch A., Funk D., Dworschak M., Plinkert P. K.: Kunststoff-Einmalinstrumente aus Hochleistungspolymer bei Tonsillektomien und Adenotomien. HNO 51, 405-413, 2003.

22. Plinkert P. K., Heeg P.: Aktuelle Aspekte bei der Aufbereitung von Endoskopen. HNO 46, 631-634, 1998.

23. Reiß M., Reiß G.: Hals-Nasen-Ohrenheilkunde. Lehrbuch für Pflegeberufe, Kohlhammer, Stuttgart – Berlin – Köln, 2003.

24. Schmäl F., Nieschalk M., Nessel E., Stoll W.: Tipps und Tricks für den Hals-, Nasen- und Ohrenarzt. Problemlösungen von A bis Z, Springer, Berlin – Heidelberg – New York, 2001.

25. Steuer W., Ertelt G., Stahlhacke M.: Hygiene in der Pflege. Krankenhaus – Reha-Klinik – Altenpflege – Ambulante Pflege, Kohlhammer, Stuttgart – Berlin – Köln, 1998.

26. Tolsdorff P.: Reinigung und Desinfektion von Endoskopen in Praxis und Ambulanz. Laryngo-Rhino-Otol 72, 467-472, 1993.

27. Weber R., Hochapfel F., Leuwer R., Freigang B., Draf W.: Tamponaden und Platzhalter in der endonasalen Chirurgie. HNO 48, 240-256; quiz 253, 2000.

28. Wüllenweber J., Herrmann M.: Methicillinresistenter Staphylococcus aureus – Klinik und Therapie. HNO 51, 451-455, 2003.

Notizen

Notizen

Notizen